Félicie de Roche

Stop and Relax

Einfache Megaübungen
zum Anhalten, Auslüften und Auftanken
fürs Büro, daheim und unterwegs

Text: Félicie de Roche
Zeichnungen: Dorothea Jappe

Hinweis:

Die Übungen sind empirisch und erfolgreich erprobt, bieten aber keine Garantie für die Heilung eines Krankheitsbildes.
Im Zweifelsfall fragen Sie Ihren Arzt, ob Sie die Übungen machen dürfen. Eine Haftung jeglicher Art ist ausgeschlossen.

© Félicie de Roche, Basel (CH), 2004

Layout:
Andreas Besteck

Herstellung und Verlag:
Books on Demand GmbH, Norderstedt (D)

ISBN 3-8334-0415-9

Es ist ohne schriftliche Genehmigung der Autorin nicht erlaubt, dieses Buch oder Teile daraus zu übersetzen, zu vervielfältigen (Photokopie, Mikrokopie) oder unter Verwendung elektronischer Datenverarbeitungssysteme zu speichern oder zu bearbeiten.

Zum Geleit

Stop and Relax

Wir alle kennen diese Situationen: man wartet auf ein Vorstellungsgespräch, die Fahrprüfung oder sitzt gestresst in einer Wartehalle oder dem Flugzeug.
Sie sind mit dem Auto im Stau unterwegs oder surfen genervt im Internet?
Dann sind einfache, anregende und entspannende Körperübungen, kombiniert mit bewusster Atmung genau richtig.

„Stop and Relax" eignet sich hervorragend fürs Handgepäck, die Handtasche, das Handschuhfach oder die Aktentasche.
Tragen Sie dieses Buch immer bei sich und probieren Sie diese einfachen und wirkungsvollen Übungen aus, wenn der Stress wieder einmal „zuschlägt" - und Sie fühlen sich wieder fit und munter.

Viel Spass beim Ausprobieren

Félicie de Roche

Inhalt

S. 7 Zu diesem Buch
S. 24 Welche Übung? - Hier alle auf einen Blick

S. 26 Ground Tapping

S. 28 Gorilla

S. 30 Korbwalzer
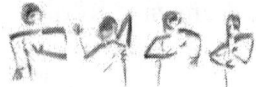

S. 32 Regenbogen

S. 34 Spickball
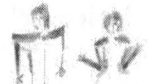

S. 36 Hund und Katz

S. 38 Specht

S. 40 Antenne ausfahren

S. 42 Trompete

S. 44 Warme Kartoffel

S. 46 Luftbefeuchter

S. 48 Dampfbad

S. 50 Magische Augen

S. 52 Palmieren

S. 54 Krinoline

S. 56 Pendel

S. 58 Abhänger

S. 60 Warme Dusche

S. 62 Graureiher

S. 64 Adler im Gleitflug

S. 66 Kollibri

S. 68 Wand schieben

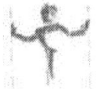

S. 70 Zärtliche Füsse

S. 72 Achterbahn

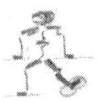

S. 74 Venenpumpe

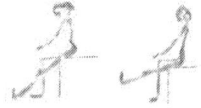

S. 76 Am Trottoir

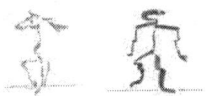

S. 78 Stabilisator

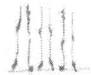

S. 80 Schaum-Schläger

S. 82 Atemwelle

S. 84 Sprungfeder

 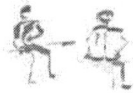

S. 86 Glaskugel

S. 88 Fröhlicher Käfer

S. 90 Abfallschalen

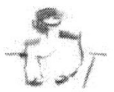

S. 92 Zur Autorin

Zu diesem Buch

Immer wieder finden Menschen den Weg in meine Atempraxis, die sich anfänglich nicht vorstellen können, wie hilfreich schon kleine Übungen und bewusstes Atmen in kritischen oder anstrengenden Situationen sein können.
Unlängst fand ich in meiner Mailbox folgende Nachricht eines Mannes, der wegen Panikattacken auf Flughäfen und Höhenangst zu mir gekommen war: „He Frau, schnuufe hett ghulfe in de druggede in Paris; isch doch öbbis dra." (Hallo Frau, das Atmen hat geholfen in dem Gedränge von Paris; es nützt also tatsächlich). Er hatte auf dem Flug nach Paris meine Anweisung befolgt und ein paar kleine Atemübungen ausprobiert. Der Erfolg erstaunte ihn sehr - zum ersten Mal seit langer Zeit konnte er ohne Panik das Flughafengebäude durchqueren und seinen Geschäften nachgehen!
Ein weiteres „Reiseerlebnis" hatte ich mit meinem Sohn. Als Mutter mit langjähriger Fahrpraxis und eigenem Auto war ich als Lehrbegleitung sehr gefragt, als er den Führerschein erwerben wollte. (Eine Regelung, die in der Schweiz erlaubt ist). Während unserer Lernfahrten legten wir immer wieder kleine „Atempausen" ein. Ich zeigte ihm ein paar einfache Übungen aus meiner Atempraxis und er stellte erstaunt fest, dass er sich nach diesen kurzen Interventionen sofort wieder lebendiger, ruhiger und fit fühlte. Er war so begeistert, dass er meinte: „Meine Kollegen hätten bestimmt auch Interesse an solchen Übungen und überhaupt ... schreib doch einen Ratgeber fürs Handschuhfach".

Die Idee zu diesem Büchlein für die „kleinen Bewegungen zwischendurch" war geboren und mit Dorothea Jappe konnte ich eine Künstlerin für meine Idee begeistern, die nicht nur in der Musik bewandert ist, sondern auch den Bleistift treffend zu führen weiss und meine Vorschläge in ihren Zeichnungen so charmant umgesetzt hat, dass Sie, liebe Leser, einfach Lust bekommen müssen, die Übungen selbst zu erleben.

Millionen von Menschen sind täglich unterwegs. Fast jede Familie besitzt heute ein Auto. Man fährt mit dem Motorrad. Mit öffentlichen Verkehrsmitteln oder mit dem Fahrrad geht' s zur Arbeitsstelle. Bus- und Flugreisen gehören zum Urlaub wie auch aufreibende, lange Autofahrten. Tausende von Geschäftsleuten und Fernfahrer sind im PKW oder Lastwagen auf der "schnellen" Strasse unterwegs oder stecken im Stau. Eine andere Art von „Automobilität" bietet aber auch das Internet und die Arbeit am Computer.

Daher soll dieses Büchlein nicht nur junge Fahrschüler und diverse Reisende ansprechen, sondern auch Menschen, die viel am Computer arbeiten. Manche Übungen eignen sich zur Entspannung und Erfrischung, andere auch als kurze, wirksame Vorbereitung für einen Geschäftstermin oder etwa zur Konzentrationssteigerung vor der Fahr- oder einer anderen „Verkehrsprüfung".

Ging es Ihnen auch schon so, dass Sie nach einer langen, konzentrierten Autofahrt oder intensiver Arbeit am Computer sehr müde und hungrig waren? Trotz fehlender körperlicher Bewegung haben Sie viel Energie verbraucht.
Die Hirnzellen sind ganz besonders auf ständigen Nachschub von Sauerstoff angewiesen, da sie, im Gegensatz zu anderen Körperzellen, keine Energie speichern können. Auch Stress ist ein Energiefresser und behindert die freie Atmung.
Es gilt also auch in solchen „statischen" Situationen den Kreislauf in Gang zu halten und flache Atmung wieder zu aktivieren, damit der ganze Zellstoffwechsel angeregt wird.

Schon ein paar einfache aber umso wirksamere Übungen machen Sie körperlich fit für jede Art von Reise und Tätigkeit, seien sie geschäftlich oder zum Vergnügen - und Sie werden sich viel wohler fühlen. Die nachfolgenden Übungen sind für Jung und Alt geeignet und können überall durchgeführt werden, manche davon auf kleinstem Raum, allein oder inmitten von Menschen.

Üben Sie zur Prävention, aber auch zur Entlastung bei bestehenden Beschwerden wie z.B. Durchblutungsstörungen mit schmerzenden Beinen, Rückenschmerzen bei Dystonie (Ungleichgewicht) der Rückenmuskeln, Verdauungsproblemen und Blutstau im Beckenbereich, Konzentrationsschwierigkeiten, Kopfschmerzen oder Benommenheit. Die Atmungsorgane leiden ganz besonders unter Bewegungsmangel und trockener Luft. Sie werden anfälliger für Erkältungskrankheiten und Schleimhaut Reizungen.

Einige Übungen sind der Durchblutung und "Belüftung" aller Körperzellen und insbesondere der Atmungsorgane gewidmet. Müde Augen können entspannt, trockene Schleimhäute befeuchtet und Ohren "geöffnet" werden.
Ein paar anregende Rückenübungen dienen dem Spannungsausgleich in den Muskeln; die Füsse, Beine und das Becken werden entlastet. Beruhigende Übungen dienen ganz besonders dem nervlichen Gleichgewicht.

Einatmen, ausatmen

Wir tun es jede Minute etwa 12 bis 16 Mal, gleichgültig ob wir schlafen oder wach sind, ob wir ausgeruht sind oder unter Stress stehen. Der Atem begleitet uns von der Geburt bis zum Tod. Die entscheidende Frage ist aber, *wie* wir atmen. Vielen Menschen ist der Zusammenhang zwischen ungenügender Atmung und körperlichen Beschwerden zu wenig bewusst.
Fühlen wir uns gut, glücklich und gelöst, ist der Atem normalerweise ruhig und tief.
Geistige Überforderung, chronischer Stress und Bewegungsmangel können aber Ursache für ungenügende, flache Atmung sein, der ganze Körper wird zu wenig belüftet. Darunter leiden Konzentration, Organe, Haltung und Zellatmung.

Millionen von kleinen Bläschen in den Lungen dienen als Zwischenstationen für den Organismus bei der Zufuhr von lebenswichtigem Sauerstoff und dem Abtransport von verbrauchtem "Atemmaterial", der Kohlensäure.
Würden wir diese "Luftbehälter" flach auslegen, kämen wir auf das stattliche Ausmass einer grosszügigen 3-4 Zimmerwohnung (ca. 80 - 120 m2). Und diese Wohnung gilt es regelmässig zu lüften, damit sich weder „Ungeziefer noch Staub" einnisten können.

In diesem Sinne sollten wir auch unsere Lungen und Bronchien täglich mit ein paar gezielten Übungen lüften, den Kreislauf anregen und damit für einen allgemein besser durchlüfteten Körper sorgen. Mit sinnvoller Atempflege geben wir den Staubpartikeln und Bakterien keine Chance, sich in den infektanfälligen, sonst unbelüfteten Nasen- und Stirnhöhlen einzunisten.
Ganz nebenbei steigern wir unsere Widerstandskraft, entspannen die Muskulatur und fühlen uns ganz allgemein leistungsfähiger und ausgeglichener.

Wenn Sie die folgenden Übungsempfehlungen lesen, werden Sie immer wieder aufgefordert verschiedenste Laute zu artikulieren und danach den Atem durch die Nase einströmen zu lassen.
Das wird Ihnen vielleicht anfänglich merkwürdig und fremd erscheinen. Probieren Sie's mehrmals aus und Sie werden die Erfahrung machen, dass gerade diese Art der Ausatmung Ihre Entspannungsfähigkeit vergrössert.

Die Phase der Ausatmung dauert länger, das heisst, sie wirkt dadurch intensiver und schafft an ihrem Ende Verhältnisse, die eine unbelastete, freie Einatmung unterstützen.
Durch die stimmhafte ruhige und fliessende Ausatmung wird die Entspannungsphase der Atemmuskeln (Zwerchfell und Zwischenrippenmuskulatur) verlängert und auf diese Weise automatisch eine zwanglose, anstrengungsfreie und weite Einatmung ausgelöst.
Diese Regel gilt nicht nur in Ruhe, wie oben beschrieben, sie kann auch während der Bewegungen und Übungsvorschläge durchgehalten werden.

Spüren Sie sich selbst !
Legen Sie sich die Hände auf den Bauch und atmen Sie ruhig ein und aus.
Achten Sie auf Weite und Ausdruck der Atmung. Atmen Sie danach mit lautem weichem "SCH..." aus. Lassen Sie diesen Laut einfach verklingen - und vergleichen Sie nun die Weite und den Ausdruck Ihrer Atmung mit der "stillen Einatmung" durch die Nase.

Vermutlich haben Sie auch festgestellt, dass die zweite Übung mehr Atembewegung im "Getriebe" zulässt.
Wir haben es hier mit einem ganz natürlichen Prinzip zu tun, das wir in jedem körperlichen Aufbautraining antreffen: es entsteht ein gesunder Wechsel zwischen Muskelanspannung und -entspannung.

Regen Sie mit Klopf- und Dehnübungen Ihren Atem an, indem Sie mit Lauten ausatmen wie „Aaaa…. Oooohh …. SCH … ; sorgen Sie mit lautem Ausatmen dafür, dass die verbrauchte Luft gut ausgeatmet wird.
Lassen Sie jeweils die Einatmung lautlos durch die Nase geschehen und beobachten Sie dabei, wie die Atemräume frei und ohne willentliche Anstrengung mit frischer und Sauerstoff angereicherter Luft aufgefüllt werden - und Sie werden selbst spüren, wie gelöst Sie sich schon nach ein paar Übungen fühlen.

Übungsprinzip:
Ausatmend bewegen - einatmen in Ruhestellung oder während einer fortlaufenden Bewegung - immer wieder stöhnen, innehalten und nachspüren

Wie oft sollen Sie die Übung machen?
Wiederholen Sie die Übung so oft, wie es Ihnen gut tut. Sie brauchen keinen Rekord aufzustellen - schon mit drei oder vier Wiederholungen werden Sie die Veränderung spüren.

Mundatmung - Nasenatmung
Von Nasengrübchen und Luftstromlinien

Viele Menschen atmen in Ruhe zwar durch die Nase, aber sobald sie körperlich gefordert sind oder unter Stress stehen durch den Mund. Das ist schade, denn nur mit der Atmung *durch die Nase* werden bei gesunden Verhältnissen wichtige regulierende Funktionen in Gang gesetzt.
Unsere Nase bildet mit ihren Höhlen und Nebenhöhlen (Kiefer-, Stirn-, Keilbein- und Siebbeinhöhlen) die Eingangspforte der Atmung, wobei die Luft in ihrem Inneren in verschiedene Bahnen gelenkt wird.
Bei einem gesunden Menschen liegt die Innentemperatur der Nase kontinuierlich zwischen 31° und 34° C, unabhängig von der Aussentemperatur. Hier wird die Luft erwärmt

und auf 80 bis 85% angefeuchtet. Das ist lebensnotwendig, denn das Blut kann den Sauerstoff in den Lungen nur dann aufnehmen, wenn er mit Wasserdampf angereichert ist.
Werden kleine Teilchen wie Staub oder Blütenpollen eingeatmet, bleiben diese an dem klebrigen Schleim hängen und werden von haarfeinen Flimmerhärchen auf dem Weg zum Rachen ausgefiltert werden. Mit Husten, Niesen oder Schneuzen werden sie ganz aus dem Körper hinausbefördert.
Bedeutend für diese hygienischen Funktionen sind vor allem Nerven in den hinteren Regionen der Nase. Sie registrieren bei jedem Atemzug die Qualiät der durchstreichenden Luft und übertragen auch deren rhythmisch-ordnende Wirkung auf Hirn, Nerven und Organtätigkeit.
Auch das ökonomische Zusammenspiel aller an der Atmung beteiligten Muskeln (Zwerchfell, Muskeln zwischen den Rippen, Bauch- und Lendenmuskeln sowie Beckenbodenmuskulatur) hängt von der Art und Weise ab, wie die Luft durch die Nase streicht. Gute Koordination entlastet das Herz und unterstützt den venösen Kreislauf.

Mundatmung, Umweltverschmutzung, Bakterien, Viren, chemische Reizstoffe, Abgase etc. gefährden die Atemorgane direkt oder allmählich. Die Schleimhäute der Nase, des Rachens bis in die Bronchien werden in ihren Schutzeinrichtungen überfordert und anfällig; trockene Nase, Schnupfen, Husten und Atemwegserkrankungen können Folgen davon sein.
Der richtige Gebrauch der Nase als rhythmisches Ordnungssystem für den Luftstrom wirkt sich gesundheitsfördernd aus, nicht nur auf die Atmung selbst, sondern auch auf Hirn und Nervensystem.
Bei einer gesunden Atmung können wir ganz deutlich ein leichtes Einziehen der Nasenwand hinter den beiden Nasenflügeln spüren. Der Luftstrom, etwas gebremst und so in die richtigen Bahnen gelenkt, löst dann die koordinierende Tätigkeit der Atemmuskeln aus.

So machen Sie den Test:

Legen Sie die Finger leicht links und rechts an die Nasengrübchen, sodass Sie die Bewegung der Nasenwand spüren können. Bei der gesunden Atembewegung können Sie dies ganz leicht wahrnehmen: Mit jeder Einatmung zieht sich die Nase etwas zusammen und wird danach wieder weiter. Bei vielen Menschen ist diese Beweglichkeit verloren gegangen und es lohnt sich dann ganz besonders, diesen Reflex wieder zu aktivieren.

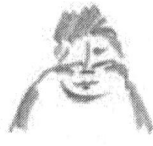

Natürlich atmen
Eine kleine Übung, die sie in jeder Situation anwenden können, etwa wenn Sie aufgeregt, angespannt oder müde sind.

Das machen Sie ganz einfach, indem Sie während der Einatmung mit den Fingern wenig Druck ausüben. Sie werden sofort einen Widerstand spüren, durch den der Luftstrom etwas gebremst und in eine weitere Bahn gelenkt wird (er kommt jetzt zu den wichtigen Sensoren und Weichenstellern über der obersten Nasenmuschel). Jetzt registrieren diese Nervenzellen den rhythmisch regelmässigen Luftdurchzug als ruhig und vermitteln diese Ruhe auch an Hirn und Nervensystem.

Essen und Alkohol
Vermeiden Sie schwere, fettreiche Kost, sowie übermässigen Alkoholkonsum nicht nur am Reisetag selbst, sondern bereits am Vorabend. Mit einem „Stein im Bauch" oder Restalkohol im Blut nehmen auch Ihre Wahrnehmungs- und Konzentrationsfähigkeiten deutlich ab.

Der Wasserhaushalt beeinflusst die Wachsamkeit
Früher wurde ich immer schnell müde, wenn ich mit dem Auto oder der Bahn unterwegs war; heute halte ich eine Flasche Mineralwasser bereit und trinke bei jeder Gelegenheit ein wenig - das hält mich fit. Es gibt Heilmethoden, die sehr stark mit dieser „Wasserenergie" arbeiten, gesüsste Getränke zählen bei ihnen nicht.
Bei längeren Fahrten und besonders auf Autobahnen muss man heute auch mit Stau rechnen - deshalb ist es auch ratsam immer eine kleine Zwischenmahlzeit dabei zu haben, die den Zuckerhaushalt reguliert. In so einem Fall darf es auch mal ein „Schoggi - Riegel" sein.

Die kleinen Accessoires
Achten Sie auf bequeme Kleidung. Enge Jeans oder Rökke, die keine Atemfreiheit mehr zulassen, sind genauso ungeeignet wie Wanderschuhe, Stiefel oder Stöckelschuhe. Ein Seiden- oder Wollschal schützt und wärmt den Nacken vor Zugluft bei offenem Fenster oder Klimaanlage.
Ein Fläschchen mit einem ätherischem Öl, das gut vertragen wird, im Handgepäck kann in vielen Situationen nützlich sein. Ein paar Tropfen Pfefferminzöl zum Beispiel bei Kopfschmerzen in den Nacken getupft, bei beginnender Erkältung auf Stirn oder Brust und gar direkt auf die Zunge geträufelt bei Heiserkeit können müde Lebensgeister wieder munter machen.

Augen entlasten
Halten Sie eine Sonnenbrille zur Entlastung der Augen bereit. Setzen Sie ein Rauchverbot im Fahrzeug durch. Rauchen, auch wenn Sie "nur" passiv rauchen, wirkt sich negativ auf die Tränenfilm-Stabilität aus und belastet die Atemorgane zu stark.
Achten Sie bei Klimaanlagen darauf, dass der Strahl des Gebläses nicht direkt auf Ihr Gesicht und vor allem nicht auf Ihre Augen gerichtet ist.

Selbstgemachten Stress vermeiden

Planen Sie grosszügig etwas mehr Zeit ein. Sie brauchen dann nicht wegen des Termindruckes schneller zu fahren. Handys sind eine angenehme und in vielen Situationen nützliche Entwicklung der Technik - auf der Strasse sind sie immer mehr Ursache für Unfälle. **Und deshalb:** Sie haben Ihr Handy selbstverständlich ausgeschaltet während der Fahrt. Sie können die Nachrichten ja in regelmässigen Abständen auf dem Rastplatz abhören und beantworten. Zudem ersparen Sie sich eine unnötige Strafe.

Planen Sie regelmässig Zwischenhalte ein. Schon mit 3 oder 4 dieser Übungen zur Erholung und Stärkung des Rückens und zur Verbesserung der Durchblutung und Belüftung in den Atemwegen werden Sie sich wieder reisefit fühlen. Die meisten Übungen können Sie auch gut wärend der Arbeit am Computer einschalten, auf einem Rastplatz, Flughafen oder im Warteraum des Bahnhofs machen. Einige eignen sich auch für unterwegs - lesen Sie die Vorschläge aber bitte vorher und nicht erst während der Fahrt!

Kleine Übungen am Steuer

Schnuppern Sie sich fit

Am Steuer geht es auch ohne Finger in den Nasengrübchen!

Formen Sie mit Ihren Lippen einen Kussmund und schnuppern Sie den Luftstrom in ein paar kleinen Stösschen durch die Nase ein, wie der „Hund". Gleichzeitig spüren Sie in Ihrem Bauchraum die vibrierende Schwingung des aktiven Zwerchfells und Sie spüren die Dehnung Ihrer Bauchdecke. Stöhnen Sie dann einfach genüsslich ohne mit dem Brustkorb nach vorne zu sinken.

Fitness für die Augen: Blinzeln

Autofahren, vor allem nachts, strengt die Augen sehr an. Oft werden sie mühsam aufgerissen und es fehlt dann jeder entspannende Ausgleich, die Augen „vertrocknen". Für regelmässige Pflege und Befeuchtung der empfindlichen Augen sind die Lider verantwortlich.

Blinzeln ist ein ganz natürlicher Vorgang, der auch Spannungen in den Augenmuskeln auflöst. Normalerweise blinzeln wir in regelmässigen Abständen ganz unbewusst. Bei anstrengender Autofahrt, kann sich aber ein Starren in den Vordergrund schieben, dass die Augen verkrampft.

Es ist also ganz sinnvoll, immer wieder ohne Anstrengung zu blinzeln um die Augen zu entspannen.

Bauch schnellen lassen und leichter einatmen

Gerade im Auto fehlt es mangels an Bewegung auch an genügend Atembewegung. Sie fühlen sich müde.

Auch am Steuer können Sie die „Atemwelle" machen: Lassen Sie den Atem laut verströmen „SCH...." und ziehen Sie dabei den Bauch über dem Schambein von unten nach oben ein; lassen Sie die Bauchdecke wieder schnellen. Es atmet einfach ein. Stöhnen Sie.

Zur besseren Konzentration - Ohr-Antennen ausfahren

Nur wenn es die Verkehrssituation zulässt, streichen Sie mit der freien Hand liebevoll aber kräftig die ganze Ohrmuschel (auch den Knorpel) aus, bis sie sich wohlig warm anfühlt. Arbeiten Sie dabei jeweils von der Mitte nach aussen. Die andere Hand bleibt natürlich fest am Steuer.

Singen und Kommentare abgeben

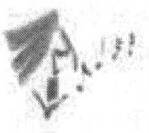
Gehören Sie zu den Menschen, die sich von anderen Verkehrsteilnehmern ärgern lassen? Dem können Sie nur abhelfen, wenn Sie sich selbst ändern und wenn Sie sich selbst etwas weniger wichtig nehmen. Selbstverständlich meine ich damit nicht, dass Sie weniger aufmerksam auf den Verkehr sein sollen. Aber man kann durchaus den stressigen Situationen unterschiedlich begegnen.

Singen Sie Ihren Lieblingsschlager oder eine Opernarie, die Sie kennen. Erfinden Sie neue Melodien oder singen Sie laut mit, was das Radio oder die CD zu bieten hat. Nutzen sie die Chance einmal ganz laut die eigene Stimme in allen schönen und unschönen Tönen und Misstönen zu hören. Lachen Sie laut über sich selbst, das ist die beste Weckübung für ihr Zwerchfell und lockert Ihre Angespanntheit. Wenn Sie allein unterwegs sind: Seien Sie Ihr eigener begleitender Reporter. Reden Sie laut. Erklären sie sich selbst die Verkehrssituation, als wären Sie ein Schauspieler auf der Bühne, der einen Text in immer wieder verschiedenen Betonungen vorträgt. Das wirkt ungemein beruhigend.

Ampel- und Rastplatzübungen

Wenn der Sauerstoffgehalt des Blutes abzunehmen beginnt, reduziert der Körper die Sauerstoffversorgung in jenen Regionen, die für das Überleben nicht von wesentlicher Bedeutung sind (einschliesslich der Augen), damit die lebenswichtigen Organe versorgt werden können. Das ist heute ein Problem, vor allem, weil unsere Möglichkeiten, tief zu atmen und eine ausreichende Menge Sauerstoff aufzunehmen, abgenommen haben. Unsere Augen stehen in enger Zusammenarbeit mit dem Gehirn. Bei Lichteinfall leiten bestimmte Nervenzellen Impulse an das Gehirn weiter. Sind es dauernd aufregende Eindrücke, die das Hirn nun zu verarbeiten hat, kommt es nicht zur Ruhe.

Das passiert besonders auf der Strasse. Starker Verkehrsfluss, vielleicht noch in der Dämmerung oder gar Nachts fahren zu müssen, belasten Hirn und Auge enorm. Müdigkeit und Kopfschmerzen können auf Ermüdungserscheinungen der Augen zurückzuführen sein. Augenverspannungen übertragen sich gerne auf die Nackenmuskulatur und umgekehrt. Entspannte Augen sind ständig in Bewegung. Wenn Sie feststellen, dass Sie die Dinge immer länger fixieren (anstarren), ist es Zeit für ein paar Entspannungs- und Ausgleichsübungen.

Blickdistanz wechseln

Diese Kleinstübung können Sie in fast jeder Situation einsetzen. Unterbrechen Sie für einen Moment Ihre Tätigkeit und lassen Sie Ihren Blick durch das nächste Fenster nach draussen wandern; verweilen Sie nicht auf einem weit entfernten Punkt, sondern wechseln Sie ab zwischen grösseren und kleineren, näheren und weiteren Objekten. Auch kurzes Schliessen der Lider oder schnelles Blinzeln ist von Vorteil.

Schulter abklopfen

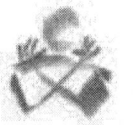

Klopfen Sie sich sehr schnell diagonal 10 - 20 Mal ganz locker auf die Schultern; rechte Hand auf linke Schulter, links auf rechts. Lassen Sie die Arme fallen und beobachten Sie Ihre Atemreaktion. Stöhnen Sie. Wiederholen Sie dieses Werfen noch ein paar Mal.

Ellbogen diagonal ans Steuer

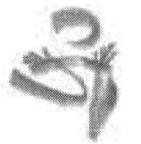

Nehmen Sie die Hände eng an die Schultern. Laut ausatmend „SCH..." tupfen Sie mit den Ellbogen abwechselnd über Kreuz an das Steuer. Schauen Sie Ihrem Ellbogen nach (der Nacken soll lang werden) - zurückkommen - atmen Sie durch die Nase ein.

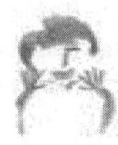
Kiefermuskel lösen mit weichen Lippen und Mut zur Hässlichkeit

Unterkiefer locker (doof) hängenlassen und mit schnellen, leichten Fingern über das Kiefergelenk klopfen.
Begleiten Sie diese schnellen Klopfer mit einem Ton, der an das Schnauben eines Pferdes erinnert: „Brrrhh ...". Durch die Nase einatmen und stöhnen.

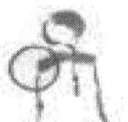
Schultern kreisen

Kreisen Sie die eine Schulter nach vorne - oben - hinten - unten. Versuchen Sie dies während einer laut geführten Ausatmung "SCH ..." dreimal zu tun und lassen Sie dann Ihren Atem durch die Nase einströmen. Stöhnen sie laut. Dann kreisen Sie auch die andere Schulter.

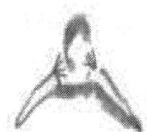
Halsmuskeln massieren

Lockern Sie die Nackenmuskulatur, indem Sie mit den Fingerkuppen sanft auf beiden Seiten der Halswirbelsäule von oben nach unten und von unten nach oben klopfen. Atmen Sie ruhig durch die Nase. Lassen Sie die Arme dann ganz bewusst hängen und stöhnen Sie - das entspannt.

Massieren Sie mit kräftigen Fingerkuppen auf beiden Seiten der Halswirbelsäule von oben nach unten mit kleinen Kreisbewegungen. Zur Entlastung der rückführenden Gefässe aus dem Kopfbereich ergänzen Sie diese Massage mit ausstreichenden Handbewegungen von der Wirbelsäule zu den Schlüsselbeinen. Atmen Sie ruhig durch die Nase. Lassen Sie die Arme dann ganz bewusst hängen und stöhnen Sie - auch das entspannt.

Kneten Sie kräftig mit der rechten Hand Ihren linken Nakkenmuskel und stützen Sie dabei mit der linken Hand Ihren rechten Ellbogen. Dadurch bekommen Sie mehr Bewegungsfreiheit.

Kreuz an die Rückenlehne drücken

Atmen Sie mit lautem "SCH ..." aus und entspannen Sie bewusst Ihre Schultern. Während der Einatmung, die Sie langsam durch die Nase geschehen lassen, drücken Sie schubartig beide Füsse so an den Boden, dass sich das Becken aufrichtet und das Kreuz an die Lehne gedrückt wird. Stöhnend lassen Sie jegliche Spannung wieder los.

Seilziehen mit Oberschenkel

Abwechselnd ziehen Sie mit kleinen Bewegungen die Oberschenkel ins Hüftgelenk. Atmen Sie ganz ruhig ein und aus und spüren Sie die kleinen lösenden Bewegungen in den Kreuzwirbeln.

Freiheit im Flugzeug

Sitzkomfort und Beinfreiheit und vor allem die Bewegungsfreiheit sind in der Bahn und im Flugzeug eher bescheiden. Der Luftdruck in der Kabine wird künstlich gesenkt. Das kann dazu führen, dass die Venenwände nachgeben und der Blutfluss langsamer wird.

In Flugzeugen ist die Luft sehr trocken, der Flüssigkeitsverlust auf einem 4 stündigen Flug beträgt ungefähr 1 Liter. Da gilt es also, diese Flüssigkeit zu ersetzten. Trinken Sie möglichst Mineralwasser oder Fruchtsaft und vermeiden Sie Alkohol und Kaffee, da diese die Gefässe erweitern und dem Körper Wasser entziehen.

Um die Blutzirkulation nicht zu behindern sollten Sie auch auf enge Bekleidung verzichten. Öffnen Sie auf jeden Fall Gürtelschnallen und Krawatte. Tragen Sie Schuhwerk, das Sie ausziehen können und in welches Sie auch noch mit dickeren Füssen wieder hineinpassen.

Es gibt eine Faustregel, die sagt, dass man eine besondere Achtsamkeit auf das Risiko der Thrombosenbildung legen sollte, wenn man länger als 4 Stunden am Stück sitzen muss. Thrombosen sind Blutpfropfen, die eine Ader verstopfen. Durch Blutstau können solche „Blutkorken" in den Beinen oder Beckenvenen entstehen und im schlimmsten Fall in die Lunge wandern. Es kommt zur gefürchteten Lungenembolie.
Unterlassen Sie die Einnahme von Schlaftabletten. Sie können sich damit zwar friedlich schlummernd die Zeit verkürzen, aber Sie bewegen dann Ihre Beine gar nicht mehr! Jede Stunde einmal aufstehen und sich die Beine vertreten sollte auch im Flugzeug oder in der Bahn möglich sein.

Bei erhöhtem Thromboserisiko (angeborene Störung der Blutgerinnung, Schwangerschaft, Gips, Übergewicht) sollten Sie während des Fluges und noch zwei weitere Tage Kompressionsstrümpfe tragen.

Die kleine Beckengeschichte

Ein Mann will Wasser lassen. Schon lange hätte er sich erleichtern müssen, aber es gab keine Gelegenheit. Jetzt endlich steht er da und will den Drang loswerden ... aber es läuft gar nichts, alles ist verspannt in seinem Inneren.
Längeres Sitzen begünstigt allerlei Beschwerden im männlichen, wie im weiblichen Beckenraum.
Blutstau und Druckbelastung lassen Hämorrhoiden oder Risse am Darmmuskel entstehen, die das Wohlbefinden erheblich stören können. Manchmal meldet sich auch die Prostata oder „es klemmt" die Blase.
Wie eine Schüssel trägt das Becken die Bauchorgane. Es wird in seiner Funktion unterstützt von den umliegenden und inneren Muskeln und Bändern. Ist die Durchblutung im Becken erlahmt, wirkt sich dieser Mangel auch auf die Beine aus. Beinvenen leiden, wenn sie zu wenig bewegt werden und Krampfadern machen sich schmerzhaft bemerkbar.

Viele Übungen, die hier aufgeführt sind, können Sie auch im Flugzeug machen:

Schütteln Sie also die Beine locker aus dem Hüftgelenk. Mit den Übungen Trottoir, Schaumschläger und Stabilisator regen Sie die Durchblutung an. Bewegen Sie Ihren Beckenboden mit der Sprungfeder und machen Sie dem Stau in dieser Region ein Ende. Hund und Katz können im Sitzen genauso gemacht werden wie Gorilla, Gesicht klöpfeln, Luftbefeuchter oder Zärtliche Füsse. Und die bewährten Übungen vor der Landung sind: Antenne ausfahren, Trompete, magische Augenkugeln.

Manchmal ist es die Entspannung, die zu neuem Wohlbefinden führt, wenn Nacken und Rücken schmerzen.
Manchmal braucht es trotz Müdigkeit und Schmerz den aktiven Gebrauch einer Muskelgruppe, um den nötigen Ausgleich und dann Schlaf zu finden.
Gönnen Sie sich eine Auswahl der Übungen nach einem anstrengenden Tag, nach langen Sitzungen, nach langen Fahrten oder Flügen auch abends. Mit angeregter Beckendurchblutung kann auch der nächtliche Verdauungsprozess unterstützt werden.

Welche Übung? - Hier alle auf einen Blick

Vielleicht leiden Sie gerade unter Kopfschmerzen oder brennenden Augen und möchten ganz schnell erfahren, welche wirksame Übung Sie machen können. Mit der Auswahl von Körperübungen ist es wie mit dem Wein zu einer besonderen Mahlzeit: Der Kellner empfiehlt zum Beispiel einen französischen Rotwein, aber manche Gäste ziehen eine andere Weinsorte vor. In diesem Sinne finden Sie hier eine Zusammenstellung von den Übungen, die bei häufig vorkommenden Beschwerden schon vielen Menschen Linderung gebracht haben. Vielleicht gehören Sie aber gerade zu den Ausnahmen, die andere Bewegungsreize brauchen, um entspannen zu können - deshalb sei Ihnen empfohlen, alle Übungen für den Eigengebrauch ein paar Mal auszuprobieren und kennen zu lernen.

Dieses Buch hat keinen therapeutischen Anspruch. Wenn Sie unter chronischen Rückenschmerzen, Atemnot und anderen Beschwerden leiden, möchte ich Ihnen eine Therapie bei einer Fachperson empfehlen. Chronische Rückenbeschwerden können oft mit unbewussten Fehlhaltungen zusammenhängen. Mit einer gezielten Atem-Haltungstherapie lernen Sie Ihr optimales Bewegungsmuster wieder wahrzunehmen und ökonomischer zu gebrauchen.

Müde?	Ground Tapping, Hund und Katz, Regenbogen, Brustkorbwalzer, Specht, Antenne, Luftbefeuchter, Trompete, Magische Augen, Stabilisator, Kollibri, Dusche, Abhänger, Zärtliche Füsse, Achterbahn
Schmerzende Beine?	Stabilisator, Zärtliche Füsse, Achterbahn, Venenpumpe

Unruhig, nervös?	Gorilla, Spickball, Hund und Katz, Trompete, Schaumschläger, Atemwelle, Krinoline, Antenne ausfahren, Warme Kartoffel, Pendel
Brennende Augen?	Specht, Dampfbad, Magische Augen, Palmieren, Pendel
Kalte Füsse?	Ground Tapping, Am Trottoir, Stabilisator, Achterbahn, Venenpumpe
Verspannte Schultern? Schmerzender Rücken?	Ground Tapping, Brustkorbwalzer, Regenbogen, Hund und Katz, Krinoline, Abhänger, Pendel, Fischreiher, Kollibri, Adler im Flug, Dusche, Wand schieben
Blähungen?	Atemwelle, Sprungfeder, Ground Tapping, Schaumschläger, Krinoline
Hinterteil eingeschlafen?	Abhänger, Am Trottoir, Schaumschläger, Sprungfeder, Venenpumpe
Trockene Nase?	Specht, Luftbefeuchter, Trompete, Warme Kartoffel, Gorilla, Brustkorbwalzer
Druck auf Ohren?	Antenne ausfahren, Specht, Warme Kartoffel, Trompete
Mühe zum Abschalten?	Fröhlicher Käfer, Ground Tapping, Abfallschalen

Ground Tapping

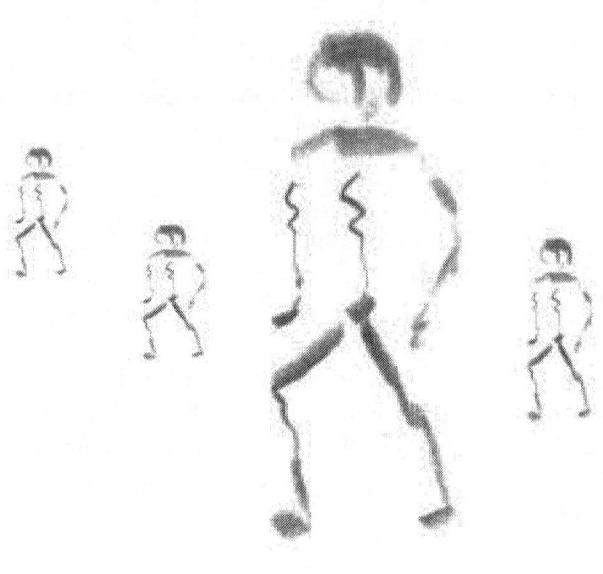

Mit kleinen Schritten und „platten Pinguinfüssen" locker hüpfen

Keine Kraft mehr im Rücken? Fühlen Sie sich angespannt, kann der Kopf nicht mehr klar denken?

Dann ist es Zeit für das **Ground Tapping**.
Mit dieser ganz besonderen Art der Bewegung eines hüpfenden Pinguins lockern Sie nicht nur ganze Muskelpakete, auch steife Gelenke werden beweglicher und die Laune verbessert sich.

So machen Sie diese Übung:	Hüpfen Sie in kleinen Schritten und geben Sie das Gewicht immer auf die ganzen Füsse („Plattfüsse"). Arme und Schultern hängen locker wie bei einem Hampelmann. Stellen sie sich vor, wie alle übermässige Spannung durch den Körper in die Erde fliesst.
Munkeln oder singen	Tappen Sie um Ihr Auto herum, von einer Konferenz zur anderen. Tappen Sie eine paar Schritte vorwärts und rückwärts. Sie werden sich danach wunderbar durchblutet und erfrischt und beweglich fühlen.

Und übrigens: Tappen können Sie auf kleinstem Raum auch um Ihren Schreib- oder Esstisch herum. Es wird gut tun. Probieren Sie's auch!

Reissen Sie die anderen Verkehrsteilnehmer, MitarbeiterInnen mit Ihrer Begeisterung mit - es darf ruhig mal eine Ground Tapping Pollonaise werden. Hauptsache: Alles ist ganz locker!

Das kann die Übung bewirken:	Erholung für das ganze Nervensystem - die psychische Verfassung reguliert sich, Anspannungen im Schulterbereich werden gelöst und der ganze Körper besser durchblutet und „durchlüftet", die Konzentrationsfähigkeit verbessert. **Das Ground Tapping kann auch bei Blähungen lösend wirken.**

Gorilla

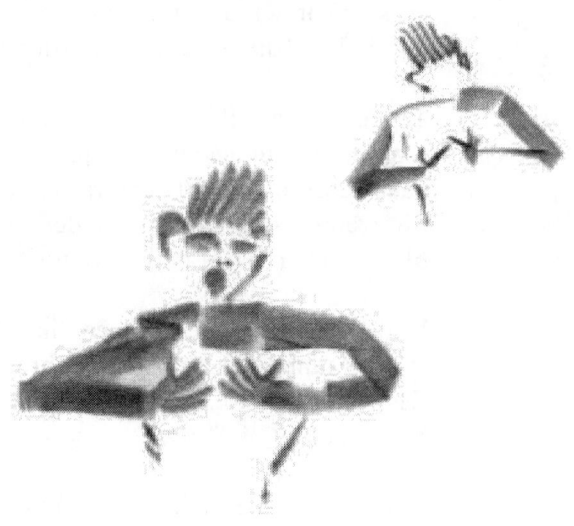

*Lungen und Bronchien von vorne
und hinten mit beiden Händen
locker ausklopfen*

Diese Übung tut allen Menschen gut;
Für Raucher ist sie ein tägliches Muss!! So werden die Lungen- und Bronchien wenigstens kurzzeitig entlastet und die Schleimhäute gepflegt.

So machen Sie diese Übung: Klopfen Sie sich mit beiden Fäusten oder mit flachen Händen locker auf die Brust.

Gleichzeitig summen oder singen Sie laut "A...." oder "O..." oder einen anderen Vokal.

Summen

oder Singen

Wenn der Ton leiser wird, lassen Sie Ihre Arme seitlich fallen - die Einatmung geschieht von alleine.

Stöhnen

Der Atemstrom zieht durch die Nase - beobachten sie Ihr Atemgefühl dabei.
Stöhnen Sie genussvoll.

Oooh

Wiederholen Sie dieses Klopfen drei- bis fünfmal.

Spüren

Fällt Ihnen jetzt das Atmen leichter? Spüren Sie den grösseren Atemraum, die leichtere Einatmung?

Klopfen Sie danach mit den Handrücken ebenfalls etwa drei- bis fünfmal auf Ihren Brustkorb im Rücken.

Lassen Sie den Ton so leicht und sanft verströmen, als ob ein wenig Sand durch Ihre Finger gleitet.

Das kann die Übung bewirken: Angesammelter Schleim und Dreck aus der Umwelt wird gelöst und kann nach dieser Übung leichter aus den Atemwegen in den Rachen geräuspert werden.
Das schont die Schleimhäute in den Lungen und Bronchien.

Korbwalzer

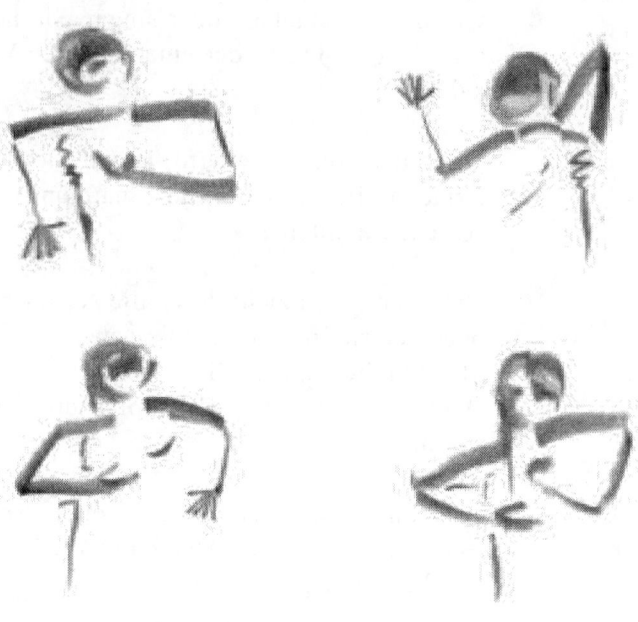

Den Brustkorb von allen Seiten beschwingt beklopfen.

Diese Übung eignet sich auch in Verbindung mit Musikbegleitung sehr gut. Sie können also auch ein Lied singen oder eine rhythmisch passende Melodie im Radio oder auf der CD mitsummen.

So machen Sie diese Übung:	Klopfen Sie sich abwechselnd, nacheinander mit der rechten und linken Faust locker von allen Seiten auf den Brustkorb:

- Von vorne auf die Brust
- Von oben auf die Schultern
- Von hinten auf den oberen Rücken
- Und auch weit um die rechte Taille.

Summen oder Singen	Atmen Sie dazu hörbar mit "SCH ..." aus und lassen die den Atem langsam ausströmen.
Durch die Nase kurz einatmen	Ohne die Armbewegungen zu unterbrechen, atmen Sie durch die Nase ein; nach dem Motto: "Es genügt ein Fingerhut voll Luft".
Spüren	Nach einer Weile solchen Tun's lassen Sie Ihre Arme wieder ruhn. Beobachten Sie Ihre Atemreaktion und geniessen Sie die neue Belebung.
Stöhnen	
Das kann die Übung bewirken:	Lungen- und Bronchienbereiche werden durchlüftet, Schultergelenke gelöst, die Atmung erleichtert.

Regenbogen

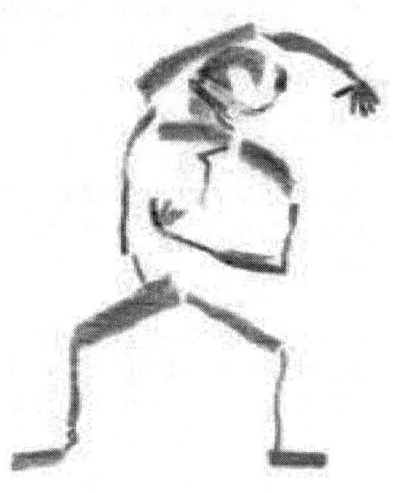

Arm seitlich hoch- und Flanken dehnnen

Diese Übung können Sie auch sitzend durchführen. Achten Sie darauf, dass Sie ausatmend beginnen und dann die dehnende Bewegung in die laute Ausatmung „hineinlegen".

So machen Sie diese Übung:	Stützen Sie sich gut auf Ihren breit aufgestellten Füssen ab. Zur Schonung der Fussgelenke beachten Sie folgendes: Die Füsse sollten aus Ihrem Blickwinkel eine Verlängerung der Oberschenkel bilden.
Ausatmen mit fliessendem "SCH .."	Ausatmend mit lautem "SCH ...", dehnen Sie den rechten Arm über dem Ohr mit dreimaligem sanftem Nachfedern.
Einatmung in Ruhe geschehen lassen	Nehmen Sie den Arm wieder zurück und atmen Sie durch die Nase ein. Stöhnen Sie.
und Stöhnen	Dehnen Sie auf jeder Körperseite die Flanke auf diese Art drei- oder viermal und atmen Sie jeweils in Normalstellung ein.
Variante:	Beim dritten oder vierten Mal können Sie für ein paar Atemzüge lang in der Dehnstellung verweilen. Mühelos wird auf diese Weise der Atemraum vergrössert.
	Nehmen Sie sich zum Schluss etwas Zeit, um den Ausdruck Ihres Atems in Ruhe zu beobachten.
Das kann die Übung bewirken:	**Durch die Kombination von Flankendehnung und verlängerter Ausatmung wird der natürliche Atemraum vergrössert, die Atmung erleichtert und eine angenehme Entspannung stellt sich nach der Übung ein.**

Spickball

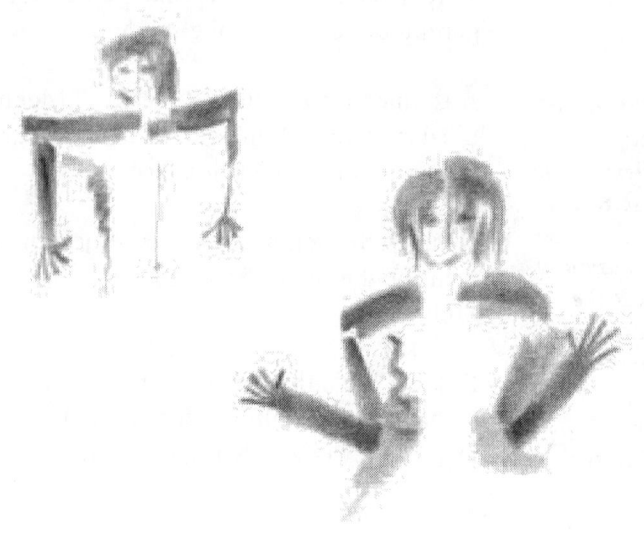

*Ellbogen seitlich hochziehen und
und Arme wieder auf die Rippen
fallen lassen*

Diese Übung kann anfänglich zu Atemnot führen, wenn die Atemergänzung willentlich gesteuert wird und nicht funktionell geschieht.
Dann gilt für Jung oder Alt: Diese Übung ist für Sie besonders gut; aber lassen Sie sich Zeit und üben Sie jeweils nur kurz, dafür täglich zwei- oder dreimal.

So machen Sie diese Übung:	Diese Übung lässt sich stehend oder sitzend ausführen.
	Stellen Sie sich vor, dass Ihre Ellenbogen von einer Schnur seitlich hochgezogen werden.
Munkeln "mh .. mh .. mh ..."	Dann lässt diese Schnur plötzlich nach und die Unterarme fallen auf den seitlichen Rippenkorb wie Gummibällchen, die sofort wieder daran abprellen und hochschnellen.
dazwischen kurz durch die schmale Nase einatmen	Es entsteht eine fortlaufende rhythmisch-federnde "Prellbewegung".
	Führen Sie Ihren Atem, indem Sie laut „munkeln" und das Einatmen durch die Nase während des federnden Prellens kurz geschehen lassen.
	Lenken Sie die Aufmerksamkeit vor allem in Ihren Beckenbereich und beobachten Sie Ihre Atembewegung in dieser Körperregion.
Das kann die Übung bewirken:	Wenn Ihnen die vorgeschlagene Atmung in dieser Übung leicht fällt, so können Sie mit der Reaktionsfähigkeit Ihres Zwerchfellmuskels ganz zufrieden sein. Ihre Atmungsorgane sind dann auch in vielen Alltagssituationen in der Lage sich den körperlichen Anforderungen schnell anzupassen.

Hund und Katz

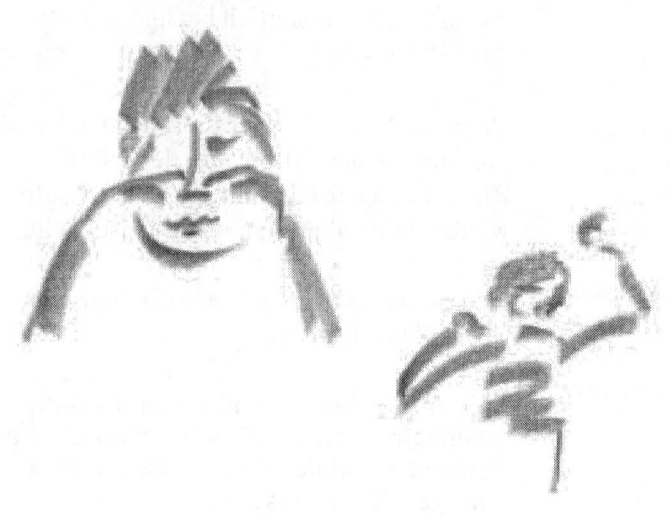

Nase schmal stellen und Luft einschnuppern, danach sich strecken, räkeln, gähnen

Mit dieser Übung unterstützen Sie Ihre Natur. Sich strekken, dehnen und räkeln sowie herzhaftes Gähnen sind natürliche Impulse, die den Ausgleich schaffen zwischen nervlich-muskulärer Überspannung und Schlaffheit.

So machen Sie diese Übung:	Legen Sie zwei Finger an die Nase und drücken sie ganz leicht in die Grübchen hinter den seitlichen Nasenflügeln. (Geben Sie nicht mehr als ein paar Gramm Gewicht) Dadurch bremsen Sie den Luftstrom etwas und die Atemmuskeln werden zu mehr Leistung angeregt.
Einatmung auflockernd vertiefen	Schnuppern Sie die Luft mit drei oder vier Stösschen locker ein.

Denken Sie dabei ruhig an ein wohlriechendes Parfüm oder an Ihre Leibspeise und spüren Sie zugleich die Lockerheit und Ausdehnung Ihrer Atembewegung im Bauchraum.

Dann räkeln Sie sich genussvoll. Gähnen Sie. Geniessen Sie die neue Lebendigkeit Ihres Geistes und Ihrer Körperhülle.

Das kann die Übung bewirken:	Diese Übung ist ein wunderbares Instrument, um die natürliche Atemkraft spielerisch zu verbessern. Der ganze Körper fühlt sich wohl und ausgeglichener. Das Gähnen regt die Tränenflüssigkeit an und auch die Konzentrationsfähigkeit profitiert von dieser Übung.

Specht

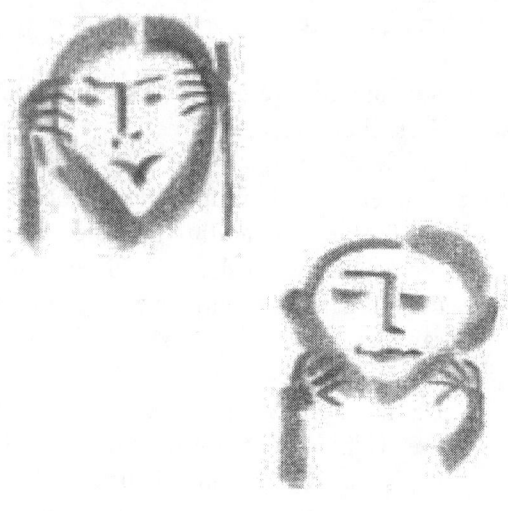

Gesicht summend klöpfeln

Schon kleine aber liebevolle "Behandlungen" können positive Auswirkungen für Ihre Konzentrationsfähigkeit bei der Arbeit haben. Diese Klopfübung schüttelt manchen "Reisestress" ab und eignet sich zur Vorbereitung von intensiven Geschäftsgesprächen oder anderen Anforderungen. Am Steuer machen Sie die Übung einfach jedesmal, wenn eine Ampel auf Rot steht.

So machen Sie diese Übung:

Klopfen Sie bei geschlossenem Mund summend kreisförmig um die Augen.
Die Einatmung begleiten Sie mit ruhigen Händen und wacher Aufmerksamkeit. Spüren Sie sich hinein, wo Sie Ihre Atembewegungen wahrnehmen können.

Klopfen Sie in gleicher Weise mit den Fingerkuppen liebevoll, aber doch auch kraftvoll über das ganze Gesicht.

Summen

"mh..."

Versuchen Sie möglichst vielfältige Vibrationen in Ihrem Kopf zu erzeugen indem Sie die Höhe des Summtones variieren.

einatmen

Während der Einatmung durch die Nase bei geschlossenem Mund bleiben Ihre Finger einfach auf Ihrem Gesicht ruhen.

stöhnen

Spüren Sie dabei in sich, wo und wie Sie Ihren Atem und seine Bewegung wahrnehmen.

Klopfen Sie sich auch über die Kiefergelenke. Hier stecken oft unbemerkte Verspannungen, die so gelöst werden.

Das kann die Übung bewirken:

Das ganze Gesicht und die Augen werden entspannter und Nasen- und Stirnhöhlenbereich erfahren Erleichterung beim Atmen. Der Kiefermuskel zählt zu den ganz starken Muskeln unseres Körpers - oft wird seine Verkrampfung erst nach diesem Klöpfeln wahrgenommen, nämlich dann, wenn er gelöst ist.

Antenne ausfahren

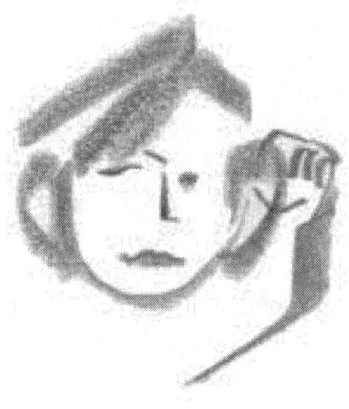

Ohrmuscheln von der Mitte nach aussen in alle Richtigungen in die Länge ziehen

Abstehende Ohren? Seien Sie nur ganz froh drum! Menschen, deren Trichter gross und nach vorne gerichtet liegen, verfügen meistens über ein recht gutes Gehör.

Machen Sie diese kleine nützliche Übung auch ruhig mal, bevor Sie eine wichtige Unterredung haben, wenn Sie müde sind oder ganz einfach zum wacher werden.

So machen Sie diese Übung:

Behandeln Sie Ihre Ohren bei dieser Übung nacheinander. So können Sie vor dem Seitewechsel vergleichen und die erreichten Veränderungen auch wahrnehmen.

Streichen Sie Ihre Ohrmuscheln kräftig aus, jeweils von der Mitte nach aussen.

den Atem ruhig durch die Nase ein- und ausströmen lassen

Lassen Sie sich Zeit dafür und behandeln Sie das Ohr so lange, bis es warm ist.

Zum Schluss streichen Sie auch ein paar Mal über den Knorpelrand im Inneren der Ohrmuschel.

Bleiben sie aufmerksam bei Ihrem Tun und spüren Sie auch, wie sich Wärme, Ruhe und Lebndigkeit einstellen.

Das kann die Übung bewirken:

Die Durchblutung wird angeregt und die Fähigkeit zur Aufmerksamkeit gesteigert (Prüfungssituationen). Auch Blockaden im Halswirbelbereich wurden schon mit dieser kleinen Übung gelöst.

Trompete

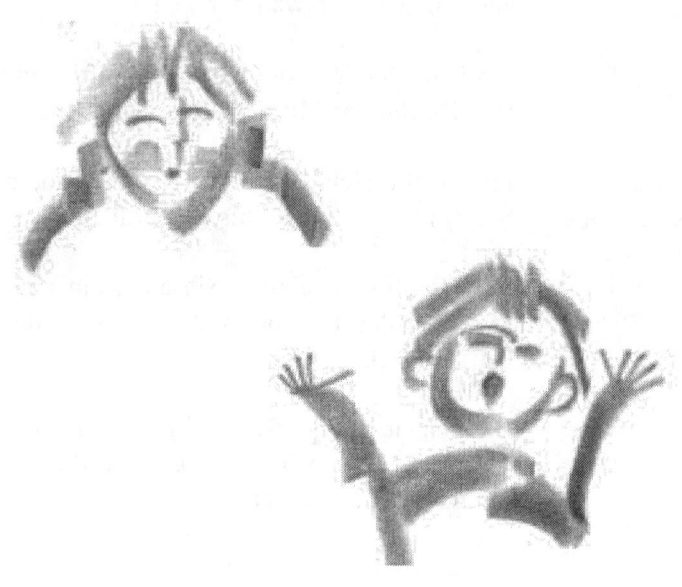

„Whaa ... hhh .."
Geichzeitig Ohren und Mund öffnen

Bei Erkältungen kann die Schleimhaut im knorpeligen, teils knöchernen Kanal zwischen Mittelohr und Rachen, der Eustachischen Röhre anschwellen.
Das Hörvermögen nimmt dadurch ab und das Gefühl für das Gleichgewicht kann verunsichert werden.

| **So machen Sie diese Übung:** | Verschliessen Sie mit Ihren Handtellern beide Ohren. Plustern Sie mit lautem "Whaa..." Ihre Wangen auf.

Bauen Sie mit diesem Ton eine Spannung auf und öffnen Sie dann gleichzeitig Ohren und Mund - lassen Sie den Ton des "Wha..." laut und betont entweichen.

Wange aufplustern

Wiederholen Sie diesen Vorgang etwa drei- oder viermal.

Mit dieser Übung belüften Sie die Eustachische Röhre - die Verbindung zwischen Rachenraum und Innenohr. Es werden Druckverhältnisse zwischen Aussenwelt (über die Nasenhöhle) und der Paukenhöhle (Mittelohr) angeglichen.

„whaa ..." Hände lösen

Diese Verbindung ist verantwortlich dafür, dass das Mittelohr bei Erkältungen in Mitleidenschaft gezogen werden kann.

nachatmen

Das kann die Übung bewirken: Diese Übung ist eine einfache, aber sehr effektvolle Eigenbehandlung zum Druckausgleich bei Höhenunterschieden. Sie wirkt auch lösend beim „benommenen Kopf".

Warme Kartoffel

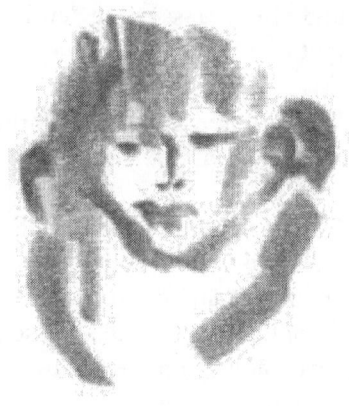

Beide Ohren in die Hände nehmen, liebevoll kreisen, bei gleichzeitiger Kaubewegung

Schallwellen werden von der Ohrmuschel aufgefangen und setzen das Trommelfell in Schwingungen. Diese Schwingungen werden über die Gehörknöchelchen im Mittelohr dem Innenohr weitergeleitet. Besonders nach Mittelohrentzündungen kann das Trommelfell Risse aufweisen und das Schwingungsvermögen erheblich reduziert sein.

So machen Sie diese Übung:	Nehmen Sie Ihre Ohrmuscheln herzhaft in die Hände und kreisen Sie munkelnd und brummend Ihre Ohren.

Stellen Sie sich vor, dass Sie eine warme weiche Kartoffel bei geschlossenen Mund laut zerkauen.

Lassen Sie sich viel Zeit dafür.

laut kauen

bei geschlossenem Mund

Der Mundmuskel soll intensiv durchbewegt werden, die Lippen bleiben aber geschlossen.

Der Brummton darf im ganzen Kopf "kitzeln".

Mit der Übung "Druckausgleich" auf der vorherigen Seite können Sie diese Kartoffelübung wunderbar ergänzen.

Lassen Sie die Einatmung durch die Nase geschehen und beobachten Sie innerlich Ihre Atembewegungen auch im Lenden-Kreuzbereich.

Das kann die Übung bewirken:	**Diese sehr anregende Übung dient der Durchblutung des Gewebes. Der Hörvorgang kann davon profitieren und ganz allgemein die Aufmerksamkeit gesteigert werden.**

Luftbefeuchter

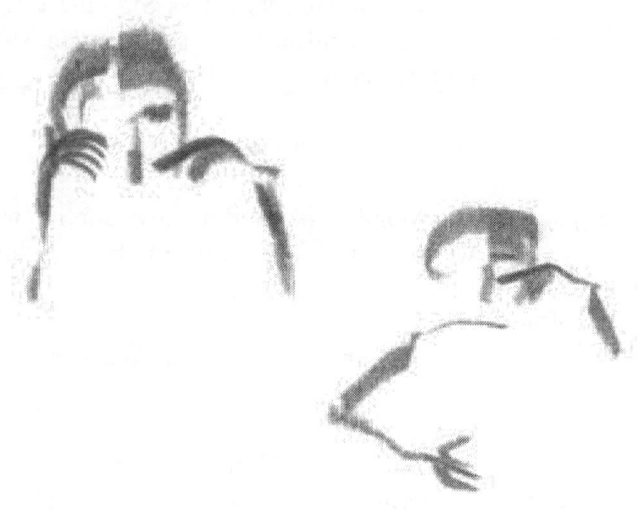

*Auf einer Seite Nasenloch
verschliessen und summend die
andere Nasenseite klöpfeln*

Lüften und befeuchten Sie Ihre Atemwege, wenn Wachheit und Konzentration gefordert sind. Im oberen Nasenbereich liegen Nervensensoren, die eine wichtige Bedeutung für den Feuchtigkeitszustand und der Temperatur der Schleimhäute der Nasen und der Atemwege bis in die Bronchien haben. Es lohnt sich, die natürliche Regulation dieser hygienischen Funktionen zu unterstützen und daher diese Übung täglich mehrmals zu wiederholen.

So machen Sie diese Übung:

Summend durch das eine Nasenloch ausatmen ... und in Ruhe durch die gleiche Nasenseite einatmen

Verschliessen Sie mit der Hand das rechte Nasenloch und klopfen Sie summend bei geschlossenem Mund mit der anderen Hand sanft über den linken Nasenflügel.

Am Ende der Ausatmung legen Sie sich die linke Hand auf den Bauch.

Lassen Sie die Einatmung durch die Nase geschehen und beobachten Sie innerlich Ihre Atembewegungen auch im Lenden-Kreuzbereich.

Wiederholen Sie diesen Vorgang drei- oder viermal auf jeder Seite.

Vergleichen Sie vor dem Seitenwechsel die Atemqualität der beiden Nasengänge.

Atmen Sie freier und leichter?
Spüren Sie die Luft besser?
Fühlen Sie eine besondere Frische?

Das kann die Übung bewirken:

Mit dieser Übung befeuchten und erwärmen Sie die einströmende Luft und verhindern dadurch Reizungen der Schleimhaut durch zu kalte oder trockene Luft. Die Übung hilft daher auch besonders bei trockenen Schleimhäuten in der Nase und Erkältungsneigung.

Dampfbad

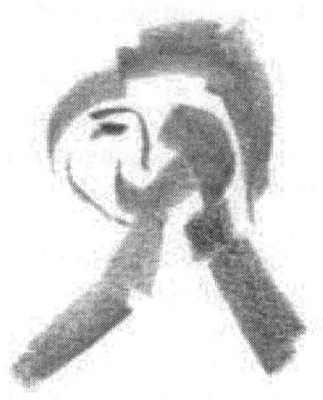

Brille zur Seite legen.

In die eigene saubere Handhöhle hauchen

Trockene Augen werden gerade für Menschen, die häufig am Computer sitzen immer mehr zum Problem. Auch auf Klimaanlagen reagieren viele mit allergischen Reaktionen. Um sich energetisch aufzuladen, können sie vor der Übung Ihre Finger von den Spitzen bis zum Handteller reiben.

So machen Sie diese Übung: Selbstverständlich führen Sie diese Übung mit sauberen Händen durch.

Legen Sie die Daumenseite Ihrer linken Hand an Mund und Nase und bedecken Sie mit der rechten Hand leicht das rechte geschlossene Auge.

Den Atem ruhig aushauchen und durch die Nase einströmen lassen.

Die Hände bilden eine Höhle.

Hauchen Sie in diese Höhle und schicken Sie den Atem zum rechten Auge.

Wiederholen Sie diesen Vorgang drei- oder viermal und hauchen Sie danach in der gleichen Weise auch zum linken Auge.

Lassen Sie die Einatmung durch die Nase geschehen und beobachten Sie diese und auch Ihre Atembewegungen im Lenden- und Kreuzbereich.

2. Übung: Legen Sie sich die Finger federleicht auf die geschlossenen Augenlider und lassen Sie sie eine Minute lang an Ihren Augenbewegungen teilhaben. Atmen Sie dazu ruhig durch die Nase.

Das kann die Übung bewirken: Diese Übung ist ganz besonders für Menschen mit trockenen Augen eine entspannende Wohltat.

magische Augen

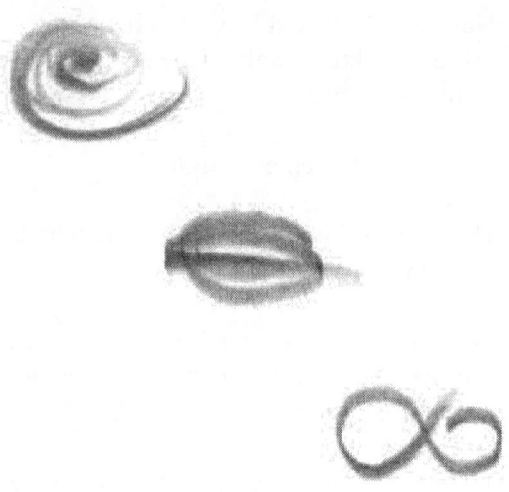

Brille zur Seite legen

Die Augen sanft in alle Richtungen drehen

Der Sauerstoffverbrauch der Augen ist im Verhältnis zur Gewebemasse des Organs am grössten, etwa dreimal so hoch wie in der Leber oder im Gehirn. Untersuchungen haben aufgezeigt, dass ca. 70 % der geistigen Energie des Menschen durch seine Augen verbraucht wird.

So machen Sie diese Übung: Stellen Sie sich vor, dass Sie Ihre Augen ganz frei und leicht wie eine Kugel, die sich im Zimmerbrunnen dreht, hinter den leicht geschlossenen Augenliedern bewegen können.

Den Atem ruhig durch die Nase aus und einströmen lassen

Stellen Sie sich dabei das Augenwasser ruhig als dickflüssige Gelatine vor.

- Rollen Sie die Augen langsam ohne Druck vertikal in beiden Richtungen wie sich ein grosser leichter Ball rollen lässt oder das Hähnchen am Spiess langsam dreht.

- Rollen Sie die Augen auch horizontal in beide Richtungen. Denken Sie zum Beispiel an einen "Hula-Hop-Ring".

2. Übung: Schauen Sie hinter geschlossenen Lidern einer liegenden 8 nach.

Variante: Ohne den Kopf zu bewegen, schauen Sie wieder in alle Richtungen.

Das kann die Übung bewirken: Die Augen werden durch diese Bewegungen entspannt und erfrischt.
Mit dieser Übung werden überstrapazierte Muskeln um die Augen herum ins Lot gebracht.

Palmieren

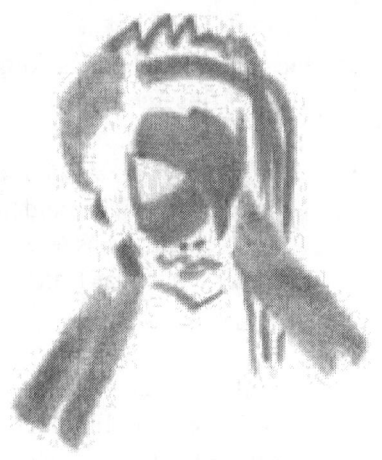

*Mit beiden Händen die Augen
verdunkeln
und Atembewegung von Nase bis
Lendenbereich beobachten*

Geeignet ist diese Übung besonders nach der Arbeit am Computer, einer anstrengender Fahrt oder anderweitiger Anstrengung für die Augen.
Wählen Sie eine ruhige Musik oder Unterhaltung im (Auto)Radio und entspannen Sie auf diese Weise 5 bis 10 Minuten.

So machen Sie diese Übung: Setzen Sie sich bequem in einen Stuhl oder an einen Tisch, auf dem Sie Ihre Arme abstützen können.
Auf dem Parkplatz stützen Sie sich auf das Steuer (Aber Achtung - nicht auf die Hupe drücken!)

Atmen Sie ruhig Selbstverständlich führen Sie diese Übung mit sauberen Händen durch.

ein Reiben Sie zuerst die Fingerspitzen an einander, damit setzen Sie Ihre eigene Energie frei.

und

aus Überkreuzen Sie die warmen Handteller und bedecken Sie Ihre Augen so, dass die Handflächen beide Augen vollständig bedecken. Kein Licht sollte mehr durchdringen.

Drücken Sie nicht auf die Augen und lassen Sie die Nase frei.

Lassen Sie die Einatmung durch die Nase geschehen und spüren Sie innerlich und Ihre Atembewegungen auch im Lenden-Kreuzbereich.

Das kann die Übung bewirken: Die erfrischende Wirkung nach 10 Minuten palmieren wird auch Sie erstaunen.
Diese Übung entspannt Augen und Nerven. Sie hilft auch beim „Trockenen Auge".

Krinoline

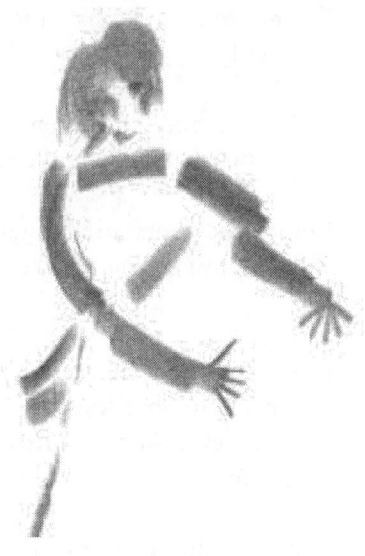

*Beide Arme in gleicher Richtung
schwer um die Hüften schwingen*

Kennen Sie die Krinoline?
Versetzen Sie sich in die Zeit, als die Damen noch diese steifen Reifenröcke, die Krinolinen trugen. Mit Ihren Händen machen Sie nun die Bewegungen von wogenden Krinolinen so nach, als ob diese mit Bleibändern besetzt wären. Übrigens: Diese Bewegungen werden durchaus auch von Männern gern gemacht.

So machen Sie diese Übung:

Füsse und Hüften, sowie der Blick bleiben geradeaus gerichtet.
Der Abstand zwischen den Füssen darf etwa zwei Fusslängen haben.

Schwingen Sie beide Arme locker gestreckt um die Hüfte.

Atmen Sie ruhig durch die Nase

Stellen Sie sich dabei vor, ihre Hände wären mit schweren Bleikugeln beladen, die Sie durch leichtes Drehen der Schultern in Schwung bringen. Lassen Sie die Schwerkraft dieser Kugeln wirken.
Die Schwungdynamik nimmt zu und die Schultern werden regelrecht nach unten gezogen.
Lassen auch Sie sich von dieser beruhigenden Bewegung begeistern und schwingen Sie so lange sie Lust dazu haben.
Es macht doch einfach Spass, sich vorzustellen, wie ein kostbarer, knisternder Stoff in Bewegung kommt und um den eigenen Körper schwingt.

Beobachten Sie dann in Ruhe die körperlichen Veränderungen, die Sie wahrnehmen.

Das kann die Übung bewirken:

Die Wirbelsäule wird beweglicher im Brustbereich. Zurückschauen beim Autofahren wird einfacher: durch das Drehen aus dem Brustwirbelbereich wird die Halswirbelsäule entlastet. (Verhindert schmerzende Halsstarre durch zu schnelle Bewegungen im Nacken).

Pendel

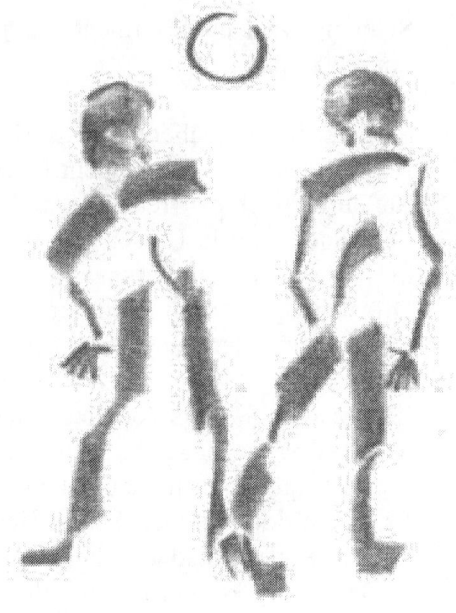

Gegenstand fixieren und Gewicht verlagern

Die Übung können Sie unterwegs genauso machen wie daheim oder im Hotelzimmer. Je länger Sie pendeln, desto grösser ist die Entspannung. Es dürfen schon 5 bis 20 Minuten, im Hotelzimmer sogar mehr sein.

So machen Sie diese Übung:

Betrachten Sie einen unbeweglichen Gegenstand; das kann ein Fahrzeug sein, ein Baum, ein Fensterrahmen oder ein Laternenpfahl.

Pendeln Sie gemütlich schwingend nach rechts und links. Die Füsse behalten Bodenkontakt, es werden nur die Fersen angehoben.

Atmen Sie ruhig durch die Nase

Der Abstand zum gewählten Gegenstand sollte so sein, dass der Eindruck entsteht, dieser Gegenstand würde sich ebenfalls bewegen - aber in die Gegenrichtung.

Schliessen Sie die Augen, pendeln Sie weiter und stellen Sie sich den gleichen, sich bewegenden Gegenstand von vorhin vor.

Ohne Unterbruch pendeln Sie abwechselnd ca. eine Minute mit geöffneten, dann eine Minute mit geschlossenen Augen.

Das kann die Übung bewirken:

Diese Übung verhilft zum inneren Ausgleich bei nervlicher Anspannung. Interessanterweise kann man immer wieder beobachten, wie nach einigen Minuten gleichmässigen Übens auch der Muskelmantel weicher wird.

Abhänger

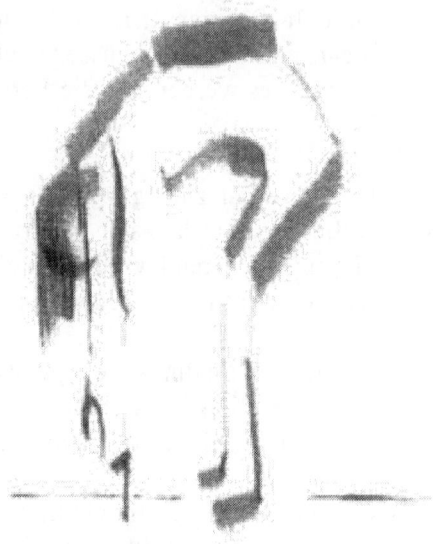

Knie beugen und Oberkörper hängen lassen

Zur Eigenart des Rückens gehört, dass er zwar Ort des Geschehens, aber nicht immer der Ursache von Beschwerden ist. So können Fehlhaltungen oder psychische Belastungen durch Rücken- und Kreuzschmerzen Hilfe-Signale aussenden. Meistens handelt es sich um Verspannungen der Muskulatur, hervorgerufen durch Sauerstoffmangel und Durchblutungsstörung im Gewebe.

| **So machen Sie diese Übung:** | Die Füsse stehen parallel mit etwa einer Fusslänge Abstand. Beugen Sie die Knie etwas, damit das Kreuz entlastet wird. |

Ausatmen

Atmen Sie laut mit "SCH ..." aus und beugen Sie den Oberkörper so weit, wie Sie es ohne Anstrengung können und verweilen Sie in dieser Stellung.

Verweilen

Einatmen

Lassen Sie auch den Kopf hängen und stöhnen Sie zwei- oder dreimal.
Auf diese Weise wird die Atmung im Kreuz vertieft, da sich der Atemmuskel, das Zerchfell, stärker in diesen Bereich bewegt.

Stöhnen

Ausatmend mit lautem "SCH ..." rollen Sie die Wirbelsäule wieder auf.
Spannen Sie gleichzeitig die Gesäss- und inneren Beckenbodenmuskeln an. Damit entlasten Sie Ihren Rücken.

Wiederholen Sie diese Übung so oft es Ihnen wohl tut.

| **Das kann die Übung bewirken:** | **Durch diese Rückendehnung werden ganz besonders die hinteren Regionen aktiviert und gekräftigt. Das Kreuz wird entlastet, die Durchblutung im Gewebe verbessert und es entsteht mehr Atemraum im Rücken.** |

Warme Dusche

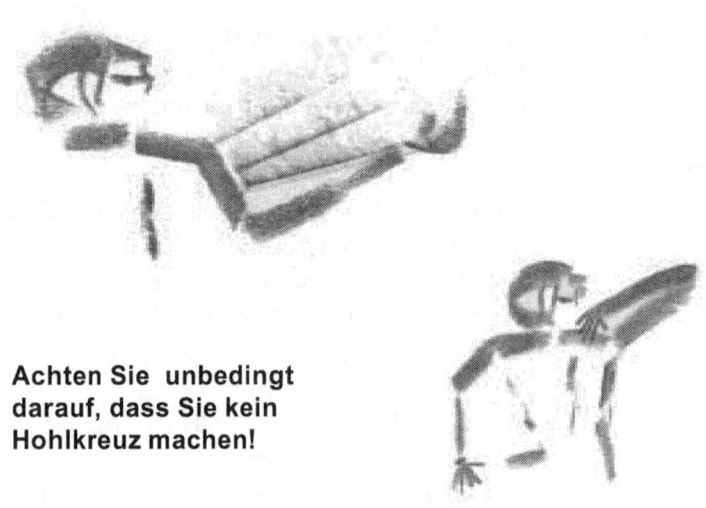

Achten Sie unbedingt darauf, dass Sie kein Hohlkreuz machen!

Arm hochstemmen und fallen lassen

Stellen Sie sich vor, wie Sie in einem Krug (oder vollgetränktem Schwamm) kostbares, leicht gewärmtes Olivenöl hochstemmen und dann genüsslich über den Nacken fliessen lassen.
Diese Übung wird Ihnen besonders gut tun, wenn Sie müde sind und die Neigung haben Schultern und Oberkörper nach vorn sinken zu lassen.

So machen Sie diese Übung:	Diese Übung kann Sitzend oder Stehend durchgeführt werden. Achten Sie auf Ihre Haltung - indem Sie die Knie etwas beugen verhindern Sie ein Hohlkreuz und entlasten das Kreuz.
Ausatmen *Einatmen* *Stöhnen*	Lassen Sie Ihren Atem gleichmässig mit "SCH..." ausströmen während Sie in einem Fluss den Arm seitlich hochführen, die Hand schwer auf Ihren Nacken und den Arm wieder fallen lassen. Atmen Sie durch die Nase ein.
Ausatmen *Verweilend Einatmen* *Ausatmen* *Einatmen Stöhnen*	Drücken Sie beim Hochführen den Ellbogen etwas rückwärts und drehen Sie die Hand mit der Daumenseite nach aussen. Wenn Sie diese Bewegung richtig ausführen, schmiegt sich das Schulterblatt an den Brustkorb und Sie spüren eine intensive Spannung beim Schulterblatt, das gesenkt wird und sich an den Brustkorb anschmiegt. Gleichzeitig wird es weiter in der Brust.
	Wiederholen Sie diese Übung auf jeder Seite drei- oder viermal. Lassen Sie sich Zeit.
Das kann die Übung bewirken:	Mit dieser Übung wird die Brustmuskulatur gedehnt und Sie stärken Ihren Rücken da, wo er auch Kraft entwickeln soll - in der Schulterblattmuskulatur. Der Nacken wird dadurch entlastet.

Graureiher

Achten Sie unbedingt darauf, dass Sie kein Hohlkreuz machen!

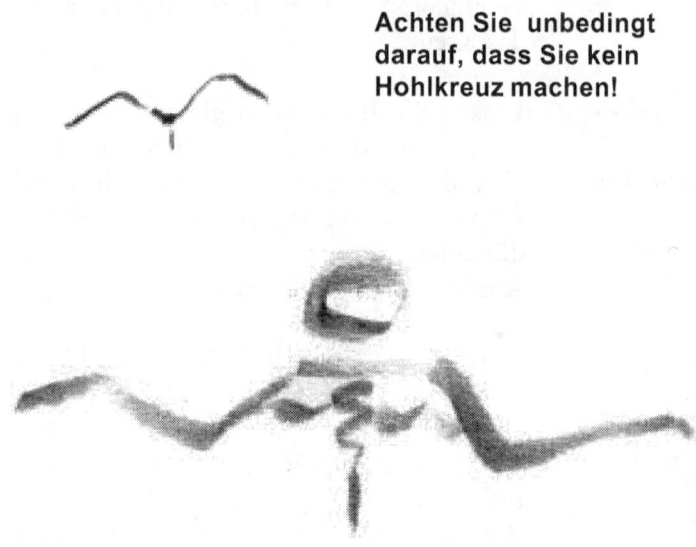

Der Graureiher fliegt langsam, mit tiefen Schlägen der langen, breiten und stark abgewinkelten Flügel.

Diese Übung ist gut für müde Rücken nach langem Sitzen am Computer oder auf der Reise.

Machen Sie's, wie es Reinhard Mey schon in den 70er Jahren besungen hat: „Über den Wolken muss die Freiheit wohl grenzenlos sein". Geniessen Sie Ihre Flugbewegungen!

| **So machen Sie diese Übung:** | Die Füsse stehen parallel. Entlasten Sie das Kreuz, indem Sie leicht in den Knien federn (Skifahrerhaltung). |

Ihre Schultern bleiben entspannt, nur die Arme werden seitlich auf Schulterhöhe ausgebreitet. Nehmen Sie dafür die Kraft aus Ihrem Rücken bei den Schulterblättern (siehe Übung Dusche) und nicht aus der Nackenmuskulatur.

Lassen Sie während den Atem tönend verströmen

"SCH ..."

Ausatmend bewegen Sie Ihre Arme seitlich mit der Eleganz eines Flügelschlages, wie wir es beim Graureiher beobachten können (Es gibt Weite über die Brust), wobei die Schwingung auch die Handgelenke mitbewegt. Die Einatmung geschieht kurz und leicht durch die Nase, dann wieder tönend ausatmen ...

und atmen Sie ruhig durch die Nase ein.

Üben Sie Ihren Kräften entsprechend. Lassen Sie Ihre Rückenmuskeln gut arbeiten, aber achten sie gleichzeitig darauf, dass Sie kein Hohlkreuz machen.

Selbstkontrolle:
Der Rücken darf müde werden, aber nicht schmerzen.

| **Das kann die Übung bewirken:** | Diese Kräftigungsübung bietet einen guten Ausgleich zwischen Brust- und Rückenmuskeln, besonders nach einem über den Schreibtisch oder das Steuer gebeugten Tag. |

Adler im Gleitflug

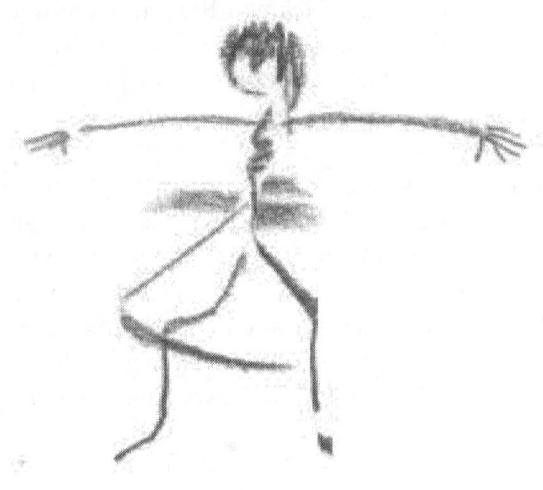

*Die Arme liegen einfach in der
Luft und die Flugbewegungen
werden durch die Beine gesteuert*

Geniessen Sie diesen freien "Adlerflug" und lassen Sie Ihrer Phantasie dabei freien Lauf. Wohin möchten Sie gerade jetzt in diesem Moment gern Fliegen?

Spüren Sie die Tragkraft in Hüften und Beinen und lassen Sie mit Ihrem Flügelschlag Neugierde aufkommen.

So machen Sie diese Übung:

Die Füsse stehen breit und verlängern, beim Blick von oben, die Oberschenkel.
Entlasten Sie das Kreuz, indem Sie leicht in den Knien federn (Skifahrerhaltung).

Breiten Sie beide Arme in Schulterhöhe weit zur Seite aus. Nehmen Sie die Kraft aus Ihrem Rücken unter den Schulterblättern und nicht aus der Nackenmuskulatur (Siehe Übung Dusche).

Atmen Sie laut aus mit tönendem

"SCH ..."

Haltungskontrolle:
Bleiben Sie nun in dieser "Adlerhaltung" und kontrollieren Sie die "Flugrichtung" mit den Hüften. Indem Sie die Hüften nach rechts drehen, wird auch der Oberkörper mitgenommen, drehen Sie nach links und lassen Sie wieder den Rupf passiv mitschwingen. Die Arme bleiben locker ausgestreckt auf Schulterhöhe.

und atmen Sie ruhig

und

geräuscharm durch die Nase ein.

Der Kopf bildet eine „dynamisch -stolze" Verlängerung der Wirbelsäule und des Nakkens.

Das kann die Übung bewirken:

Diese Übung bietet durch aktives Tun Nervenentspannung und Muskelausgleich. Der schwache Rücken wird gestärkt und die Brust-Bauchatmung weit. Gleichzeitig baut sie das Vertrauen in die eigene (Bein)Kraft auf und stärkt die Selbstsicherheit.

Kollibri

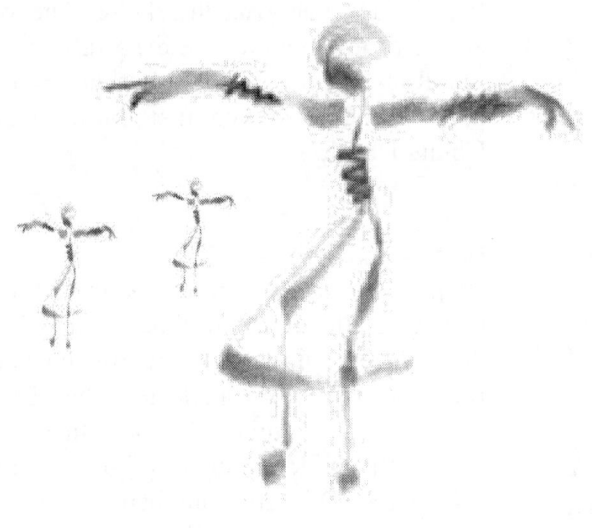

Arme gleichzeitig vorne und hinten flattern lassen

Passiert es Ihnen hie und da, dass Sie von zu schnellem Zurückschauen eine Nackenstarre einfangen? Dann sollten Sie diese Übung besonders oft - liebevoll mit sich selbst - durchführen. Sie lernen, Ihre Drehung aus der Rückenmuskulatur und nicht mehr mit der belasteten Nackenmuskulatur zu machen, zum Beispiel beim Sicherheitsblick bei Strassenkreuzungen.

So machen Sie diese Übung:

Die Füsse stehen parallel.
Das Kreuz entlasten Sie, indem Sie bei jedem Armwechsel in den Knien federn.

Strecken Sie ausatmend beide Arme gleichzeitig auf Schulterhöhe aus: den rechten Arm nach vorne und den linken hinter dem Rücken.

Atmen Sie laut aus mit tönendem "SCH ..."

In schnellem Wechsel, mit lebhaften, schüttelnden Bewegungen werden die Arme ausatmend gegensinnig bewegt. Die Einatmung in Ruhe geschehen lassen.

und atmen Sie ruhig

und geräuscharm durch die Nase ein.

Lassen Sie auch während dieser flatternden Bewegungen den Atem laut verströmen mit tönendem "SCH ..." und atmen Sie ruhig durch die Nase ein.

Variante:

Atmen mit Rhythmus

Während 4 Bewegungen gleichmässig ausatmen mit lautem „SCH ..." und
in der 5. Bewegung durch die Nase einatmen.

Das kann die Übung bewirken:

Diese Übung aktiviert Muskelansätze an der Wirbelsäule und fördert ihre Beweglichkeit. Gleichzeitig werden die Brustmuskeln, welche häufig angespannt sind, gelöst und die Atmung erleichtert.
Die Übweise mit der Variante trainiert zusätzlich die Anpassungsfähigkeit der Atemmuskeln.

Wand schieben

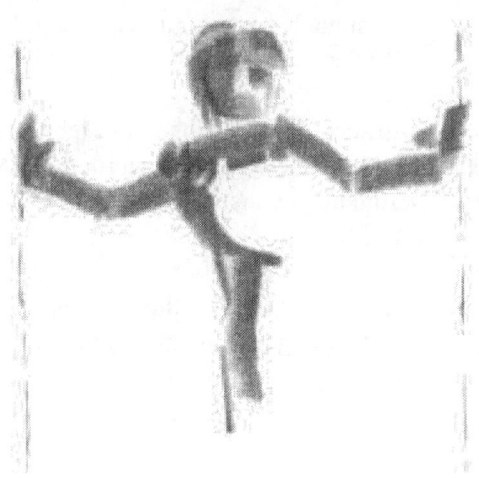

*Die Hände schieben gleichzeitig
vorne und hinten eine unsichtbare
Wand*

Geniessen Sie das wechselvolle Muskelspiel im Schulter-
blattbezirk und achten Sie darauf, dass die Schultern
(Nackenmuskulatur) selbst keine aktive Arbeit leisten.
Also bitte, kein Hochziehen der Schultern! Kontrollieren
Sie sich ruhig in einem Spiegel oder Fenster.

So machen Sie diese Übung:	Achten Sie während dieser Übung darauf, dass Ihr Becken aufgerichtet ist. (Beckenkippen würde das Hohlkreuz noch verstärken).
Ausatmen	Dafür können Ihnen "weiche" Knie und Sinkenlassen des Steissbeines Hilfestellung bieten.
Einatmen	
Stöhnen	Dehnen Sie gleichzeitig beide Arme diagonal nach vorne und nach hinten. Versuchen Sie so viel Kraft aufzubringen, als ob Sie mit grosser Eleganz eine unsichtbare schwere Wand wegschieben wollten.
Ausatmen Ausatmen durch die Nase einatmen	Üben Sie langsam und ruhig und lassen Sie Ihren Atem hörbar mit "SCH..." verströmen. Versuchen Sie Bewegung und Atmung rhythmisch in Einklang zu bringen, z.B. zwei Armbewegungen lang ausatmen und während der dritten Dehnung einatmen.
Das kann die Übung bewirken:	Spannungsausgleich und Stärkung in der Schultermuskulatur. Brustmuskeln werden gedehnt und die Rückenstrecker gekräftigt. Diese Übung eignet sich bei müdem Rücken oder bei Verspannungen durch gleichtönige Haltung z.B. nach langer Computersitzung oder Fahrt.

Zärtliche Füsse

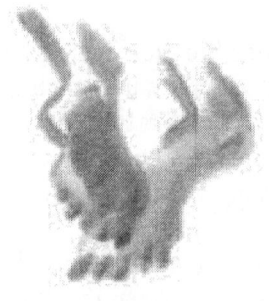

Zuerst massiert der eine Fuss den anderen, danach der andere den einen.

Sind Ihre Füsse solche Aufmerksamkeit überhaupt gewohnt? Hoffentlich! Sind es doch die Füsse, denen wir täglich unser Gewicht zumuten, und das meistens auf sehr schlechten Bodenbelägen und oft in falschem Schuhwerk. Kalte Füsse können den Schlaf behindern oder "auf die Blase schlagen". Gehören Sie zu den Menschen, die schnell kalte Füsse bekommen? Dann werden Sie diese kleine Zärtlichkeit ganz besonders schätzen.

So machen Sie diese Übung:

Diese Übung wird, wenn möglich, mit nackten oder besockten Füssen durchgeführt.

Behandeln Sie Ihre Füsse mit viel Liebe und als etwas sehr Kostbares.

Massieren Sie mit dem rechten Fuss kräftig und liebevoll über den linken Fussrücken, die Kanten und jede Zehe.

Atmen Sie ruhig durch die Nase

Versuchen Sie auch, Ihre Sohlen aneinander zu reiben.

Danach umfassen Sie mit beiden Händen den Unterschenkel: Schütteln Sie Ihren Fuss aus!

Selbstkontrolle:

Stellen Sie den Fuss zurück und vergleichen Sie beide Seiten - hat sich der Aufwand gelohnt?
Wenn ja, dann bitte an die „Arbeit" - am anderen Fuss.

Das kann die Übung bewirken:

Mit dieser liebevollen Selbstbehandlung wärmen Sie nicht nur Ihre Füsse, sondern auch das Gemüt. Probieren Sie's aus.

Es ist durchaus möglich, dass sie ab heute diese Übung als Einschlafhilfe entdecken und lieben werden.

Achterbahn

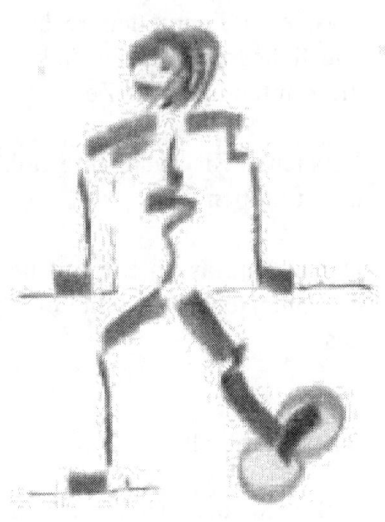

*Über die Fussgelenke das ganze
Bein aktivieren durch Bewegen*

Wie heisst es doch so schön:
Bewegliche Füsse - beweglicher Geist!

Diese Übung geniessen Menschen, die unter Durchblutungsstörungen der Beine, kalten Füssen und steifen Fussgelenken leiden, ganz besonders. Sie kann gut auf kleinem Raum durchgeführt werden, z.B. im Flugzeug oder in der Bahn.

So machen Sie diese Übung:

Richten Sie sich auf Ihren Sitz so ein, dass Sie möglichst viel Beinfreiheit bekommen und üben Sie, wenn möglich ohne Schuhe.

Selbstkontrolle:

Bewegen Sie zuerst eine Weile den einen Fuss und vergleichen Sie die Wirkung, bevor Sie sich auch der anderen Seite annehmen.

Atmen Sie ruhig durch die Nase

Formen Sie mit dem Fuss eine Achterschlaufe und achten Sie darauf, dass der Fuss nicht gestreckt bleibt, sondern immer etwas angewinkelt wird. Dadurch wird das ganze Bein bis zu den Hüftgelenken mitbewegt.

Stellen Sie sich bei dieser Bewegung die Acht als dreidimensionale Form vor. So wird der Fuss viel intensiver bewegt.

Vorstellungskraft

Auch die Vorstellung, dass man diese Bewegung im Wasser und räumlich durchführt, kann hier eine Hilfe sein, diese Bewegung intensiver durchzuführen.

Das kann die Übung bewirken:

Diese intensive Fussarbeit verspricht als Resultat ein neues Gefühl von Beweglichkeit und Wendigkeit in den aufgewärmten, besser durchbluteten Füssen.

Sie wirkt sich aber auch stimmulierend auf die Muskulatur bis zu den Hüftgelenken aus.

Venenpumpe

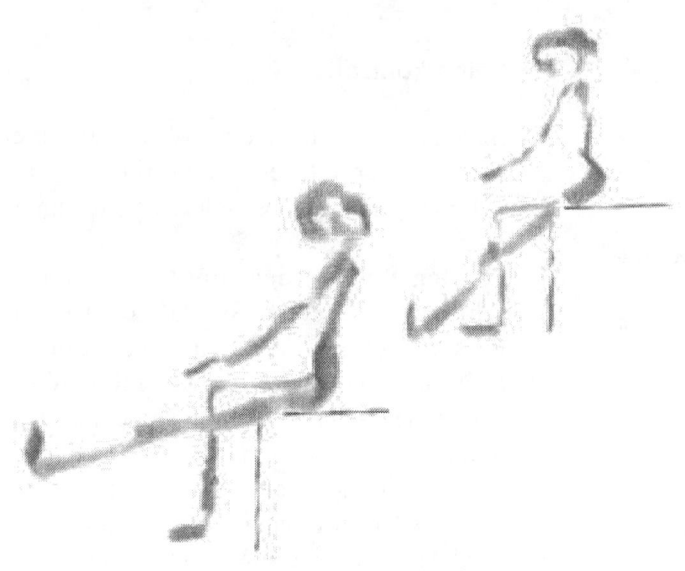

*Bein hochheben, Fuss anwinkeln
und gestrecktes Bein nach innen
und aussen drehen - Beim Wechsel
Fuss entspannen*

Besonders für Menschen, die eine Neigung zu Krampfadern haben, kann die Geschäfts- oder Ferienreise zur Qual werden. Langes Sitzen behindert die Zirkulation in den Gefässen. Die Beine werden dick und empfindlich, wenn die Venenklappen versagen und das Blut aus den Beinen nicht mehr in den Körperkreislauf getrieben wird. Diese Übung hat auf engstem Raum im Flugzeug schon Wunder bewirkt.

So machen Sie diese Übung: Schieben Sie die Ferse bei durchgestrecktem Bein nach vorne. Fuss anwinkeln.

Atmen Sie hörbar mit "SCH.." aus und heben Sie das gestreckte Bein hoch und drehen Sie es unter Muskelanspannung nach innen. Der Fuss ist angewinkeln und die Zehen schauen zum anderen Bein.

ausatmen "SCH..."

Lösen Sie Einatmend die Muskelspannung etwas und drehen Sie wieder Ausatmend „SCH ..." das Bein zur Seite. Der Fuss wird wieder angewinkelt und die Zehen des gestreckten Beines schauen jetzt nach aussen.

einatmen durch die Nase

ausatmen "SCH..."

Führen Sie diese Bewegung während der Ausatmung durch und entspannen Sie das Bein während der Einatmung.

Führen Sie diese Übung mit jedem Bein ein paar Male durch und klopfen Sie dann das ganze Bein von oben nach unten liebevoll aus.

Klopfen Sie auch um die Hüfte herum und streichen Sie zum Schluss das Bein von unten gegen die Leisten aus.

Das kann die Übung bewirken: Diese Übung hilft bei schmerzenden und geschwollenen Beinen. Die „Muskelpumpe" der Beine wird in Gang gesetzt und der Venenfluss unterstützt.

Am Trottoir

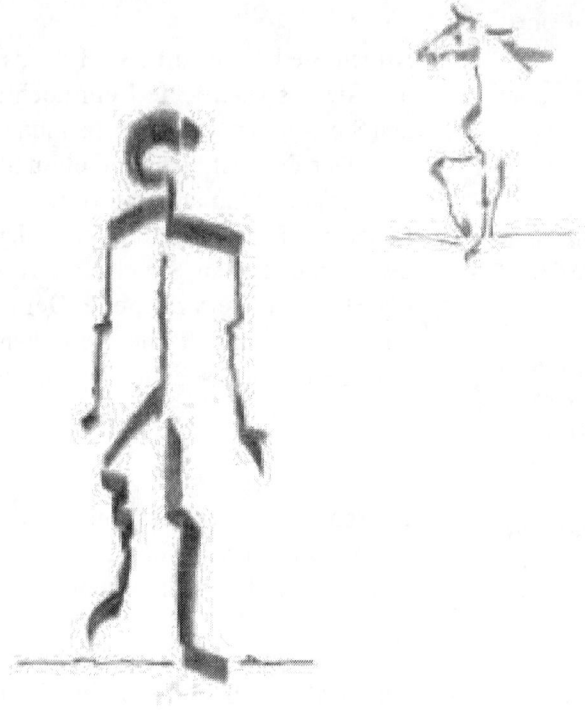

*Gewicht auf Standbein mit „weichem" Knie,
anderes Bein aus der Hüfte „ausschütteln"*

Wenn Sie gerade Mühe haben, Ihr Gleichgewicht zu halten, scheuen Sie sich nicht, sich an einem Stuhl einer Mauer, am Fahrzeug oder ähnlichem fest zu halten.

Einschränkung: Wenn Sie gerade eine Venenentzündung haben, sollten Sie das betroffene Bein nicht schütteln.

So machen Sie diese Übung:	Gebrauchen Sie das linke Bein als Standbein, wobei Sie dieses so lang machen (aber bitte nicht durchstrecken), dass die Leiste auf dieser Seite gestreckt wird.
„SCH ..." *Luft angenehm verströmen lassen*	Ziehen Sie das rechte Knie mit einem gesprochenen "SCH ..." etwas nach vorn oben und lassen Sie das Bein sofort wieder schwer (wie über einen Trottoirrand hinunter) fallen und den Fuss dem Boden entlang klatschen.
Durch die Nase einatmen	**Achtung!** **Hier ist ein vibrierendes Schütteln angesagt und keinesfalls eine „Wegwerf-Leistung".**
weiter „SCH ..." ausatmen	**Selbstkontrolle:** Wiederholen Sie dieses Hoch - Fallenlassen des Fusses mehrerer Male und vergleichen Sie das Empfinden in Bein und Hüften auf beiden Körperseiten, bevor Sie auch das andere Bein ausschütteln.
Das kann die Übung bewirken:	Mit dieser einfachen Übung bringen Sie Lebendigkeit in Ihre Hüftgelenke und zum unteren Teil der Wirbelsäule. Hüft- und Beinmuskulatur werden gelockert und aufgewärmt, Beckenorgane und Beine besser durchblutet.

Stabilisator

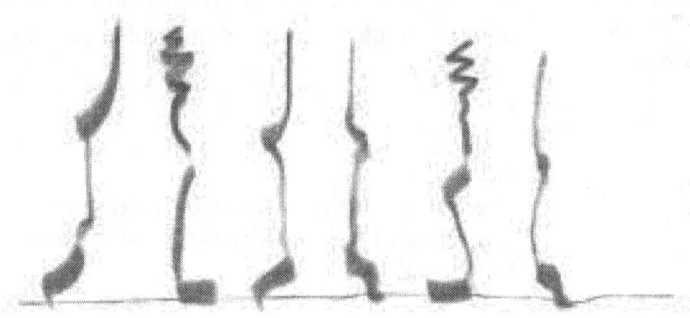

Füsse abrollen mit Wirkung bis in die Hüften

Rollen Sie hoch und tief, auf und ab: Überall, wo Sie warten müssen: auf der Station, Im Einkaufsgeschäft, im Warteraum ...
Besonders Menschen mit Krampfadern werden diese Übung gern in ihr Tagesprogramm einbauen.
Und Sie werden bemerken, dass auch Kreuzschmerzen verschwinden können.

So machen Sie diese Übung:

Stellen Sie Ihre Füsse parallel mit einem Abstand von etwa einer Fusslänge dazwischen.

Rollen Sie nun langsam abwechselnd die Füsse von den Fersen in den Zehenstand und verlagern Sie Ihr Gewicht von einem Fuss auf den anderen.

Atmen Sie während der Übung laut mit

"SCH ..." aus

und durch die Nase ein

Es ergibt sich in diesem Ablauf immer ein Moment, in dem Sie auf beiden Zehenballen stehen, bevor Sie das ganze Gewicht auf das eine oder andere Bein übertragen

Es wird also auch abwechselnd ein Bein ganz entlastet.

Selbstkontrolle:
Legen Sie Ihre Hände locker an die Hüften und erleben Sie, wie durch dieses wechselseitige Abrollen auch die Hüftmuskeln stark aktiviert werden.

Das kann die Übung bewirken:

Diese Übung aktiviert die Beinmuskeln, die ihrerseits einen pressenden Druck auf die Venen ausüben. So wird deren Durchmesser verkleinert und die Klappen können besser schliessen. Der Blutrücklauf zu Herzen wird also kräftig unterstützt und auch der Beckenboden profitiert.

Schaum- Schläger

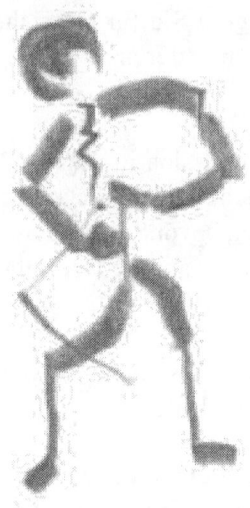

Bauch und Gesäss herzhaft abklopfen

Gerade nach langen Sitzungen bleibt das Blut im Becken liegen. Schlechte Durchblutung kann für Störungen der inneren Organe aber auch Rückenbeschwerden verantwortlich sein.

So machen Sie diese Übung:	Stehen Sie bequem, die Füsse etwa hüftbreit und nach vorne ausgerichtet. Die Knie nicht durchdrücken!
	Schütteln Sie zuerst ein paar Minuten Ihren Bauch durch, indem Sie ihn mit lockeren Fäusten von unten nach oben beklopfen - als ob Sie Rahm zu Schlagrahm verarbeiten wollten.
Weiche Knie *Gewicht verlagern*	Brummen Sie bei dieser Übung tief und laut, als ob Sie eine Hummel im Bauch hätten. Diese spürbare innere Vibration und Zuwendung braucht es, damit die Übung ihre Wirkung zeigt.
Brummeln *Nachspüren*	Dann klopfen Sie mit gleicher Lockerheit auf Gesäss und Steissbeingegend.
Variante:	Klopfen Sie gleichzeitig auf Unterbauch und Gesäss und verlagern Sie mit jedem „Faustschlag" das Gewicht von einem Bein auf das andere. Beginnen Sie langsam und werden Sie immer schneller. Wechseln Sie ganz spielerisch und erfinderisch mit verschiedenen Tempi ab.
Das kann die Übung bewirken:	Die Durchblutung im Beckenbereich wird angeregt, Darm und Blase in ihrer Funktion unterstützt. Sie fragen sich vielleicht, ob Ihre Sexualität von dieser Übung ebenfalls profitiert? Probieren Sie es selbst aus!

Atemwelle

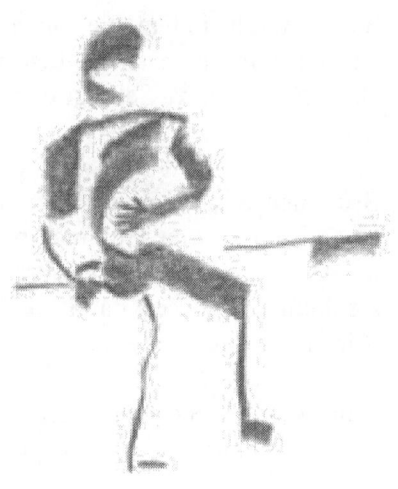

Bauch von unten her einrollen und wieder „spicken" lassen

Für diese Welle brauchen Sie keinen Milimeter zusätzlichen Raum, Sie können diese Übung sogar machen, wenn Sie am Steuer sitzen, zum Beispiel wenn Sie im Tunnel plötzlich von Panik und Angstschweiss "überfallen" werden oder unter Prüfungsstress stehen.

So machen Sie diese Übung: Atmen Sie hörbar aus mit "SCH..." und ziehen Sie dabei aufmerksam Ihren Bauch wie eine Welle so ein, als wollten Sie ihn von unten her aufrollen.

Laut ausatmen ist hier wichtig! Am Ende der Ausatmung, die ganz gleichmässig mit einem gesprochenen „SCH ..." oder „S ..." fliessen soll, lassen Sie die Bauchdecke wieder los und in ihre entspannte Stellung zurückfedern.

Atmen Sie ruhig und tief ein und stöhnen Sie.

Lassen Sie sich zwischen den einzelnen "Bauchaktionen" genügend Zeit, um die vertiefte Atmung zu geniessen.

Beginnen Sie dann wieder von Neuem und lenken Sie Ihre ganze Aufmerksamkeit auf Atmung und Bauchwelle.

Wiederholen Sie diese Übung drei- oder viermal.

Das kann die Übung bewirken: **Diese Übung regt die Durchblutung im Beckenbereich an.**
Sie mobilisiert die Atemkraft bei Müdigkeit und kann sogar Atemblockaden bei Angst lösen.

Sprungfedern

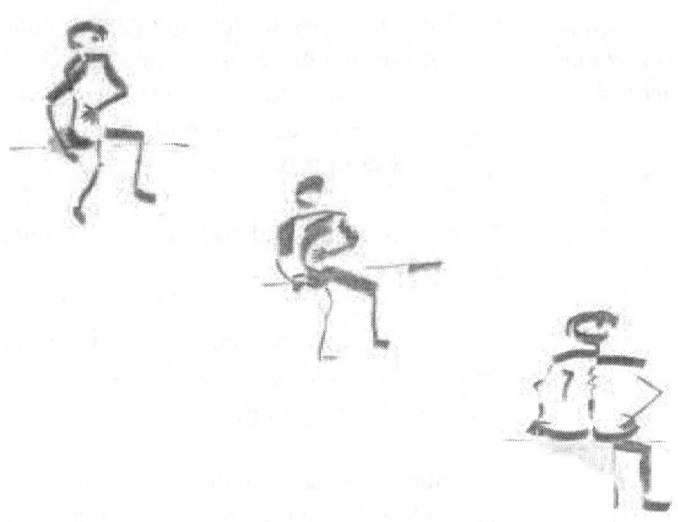

*Beckenbodenmuskeln anspannen
und locker lassen*

Nehmen Sie mit Ihren Händen leichten Kontakt zu Bauch und Gesäss auf, und Sie haben die „Aussenkontrolle" über Ihre inneren Bewegungen.
Diese Übung wird Ihnen besonders gefallen, wenn Sie unter Hämorrhoiden oder Darmträgheit leiden.

So machen Sie diese Übung: Spannen Sie während einer Ausatmung eine der drei gezeichneten Muskelpartien an. Am Ende der Ausatmung lösen Sie diese Anspannung und stöhnen Sie genussvoll.

Ablauf:

ruhig ausatmen "SCH ..." während der Anspannung und

- Gesäss anspannen - lösen
- Bauch einrollen - locker lassen
- Beckenboden anspannen - und wie der entspannen.
  (als wollten Sie Ihre Schliessmuskeln in den Bauchraum hineinsaugen)

wieder durch die Nase einatmen während der Entspannung der Muskeln

Lassen Sie sich zwischen den einzelnen Übungen für die Muskelabschnitte genügend Zeit, um die Reaktionen Ihres Körpers zu beobachten.

Variante: Während einer ruhigen lauten Ausatmung ganz spielerisch in schnellem Wechsel Beckenbodenmuskeln spannen und loslassen.

Das kann die Übung bewirken: Mit dieser dreiteiligen Folge werden Lebendigkeit und träge Durchblutung im Becken und in der Körpermitte angekurbelt. Sie lernen differenziert Veränderungen an sich wahrzunehmen, wenn Sie gleichzeitig den Atem und das bewusste Anspannen einzelner Muskelpartien überwachen können.

Glaskugel

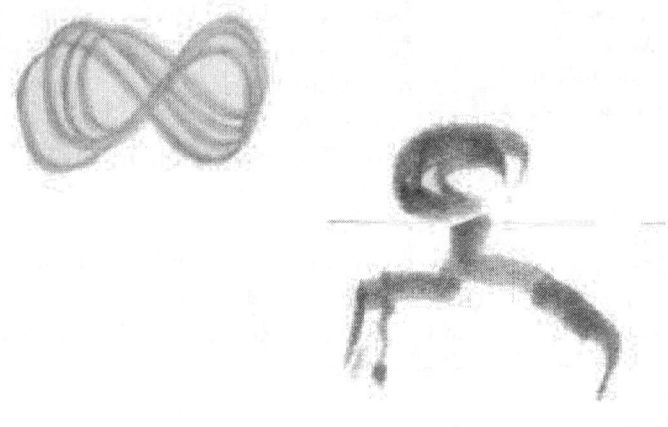

Dreidimensionale Bewegungen am obersten Gelenk

Stellen Sie sich Folgendes vor: Der Kopf liegt wie eine feuchte, glitschige Seife auf der Wirbelsäule - getragen wie eine feine, kostbare Glaskugel auf zwei kleinen Gelenkflächen, wird er nun in angenehme Schwingung versetzt.

| **So machen Sie diese Übung:** | Setzen Sie sich aufrecht hin. Lassen Sie das Gewicht gleichmässig von den beiden Sitzhöckern des Beckens tragen. |

Die Wirbelsäule richten Sie auf, indem Sie sich von unten nach oben aufrichten und an Länge gewinnen.

Ganz ruhig durch die Nase atmen

Jetzt geht es um die richtige Wahrnehmung und Vorstellungsgabe:
Nicken Sie ganz klein und suchen Sie mit Ihren Fingern nach dem Kopfgelenk. Sie finden es mit zwei Gelenkflächen am Ende der Wirbelsäule etwa auf mittlerer Höhe der Ohren.
Wenn Sie eine kleine Bewegung wahrnehmen, haben Sie das Gelenk gefunden.

8
Horizontal links - rechts

Die Arme können nun bequem ruhen, während Sie sich weiterhin auf diesen Bereich konzentrieren.

8
Sagital oben - unten

Fangen Sie nun an mit „langem Hals" ganz leichte 8er Bewegungen mit dem Kopf zu machen. Als ob Sie eine zerbrechliche Kugel auf einer Stange balancieren würden.

Ändern Sie nach einer Weile auch die Bewegungsrichtung.

| **Das kann die Übung bewirken:** | **Langes Sitzen, Konzentration, Unbeweglichkeit können das Gelenk zwischen Kopf und Wirbelsäule blockieren und Ursache für Verspannungen im Nacken sein.**
Hier geht es um ein ganz sanftes Lösen. |

Fröhlicher Käfer

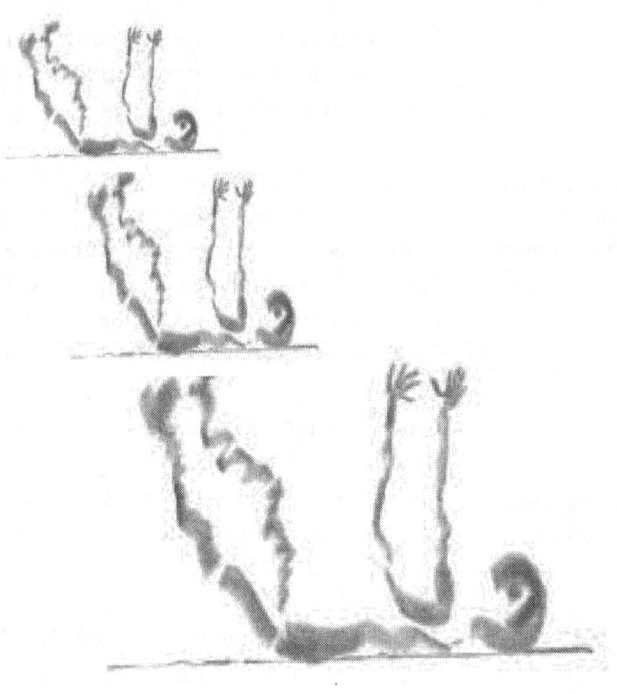

Arme und Beine Richtung Decke ausschütteln

Besonders wenn der Tag sehr anstrengend oder aufregend war, fällt vielen Menschen das Abschalten schwer und das Einschlafen wird schwierig.

So machen Sie diese Übung: Sie liegen auf dem Rücken und beobachten den Spannungszustand Ihrer Rückenmuskulatur.

Um das Kreuz zu schonen, bewegen Sie Ihre Beine jeweils nacheinander.

Strecken Sie Beine und Arme zur Decke und schütteln Sie alle Glieder kräftig zur Decke aus.

"Aa ..." Lassen Sie den Vokal "Aa ...." laut verklingen und lassen Sie danach die Knie für einige Atemzüge auf die Brust sinken. So wird

in Ruhe das Kreuz immer entspannter.

Einatmen Dann stellen Sie die Füsse zurück - lassen Sie die Beine nacheinander einfach rutschen.

Stöhnen Lassen Sie es ganz von alleine einatmen und stöhnen Sie genussvoll.

Wiederholen Sie dieses Ausschütteln etwa dreimal - und Sie werden sich bestimmt wunderbar schwer und locker entspannt fühlen.

Das kann die Übung bewirken: Mit dieser Übung verteilen Sie sozusagen die Eindrücke des Tages. Die Muskulatur wird gelockert und entspannungsfreudiger.

Abfallschalen

Seien Sie ruhig neugierig, auf welche Art Ihre Schalen sich leeren werden!

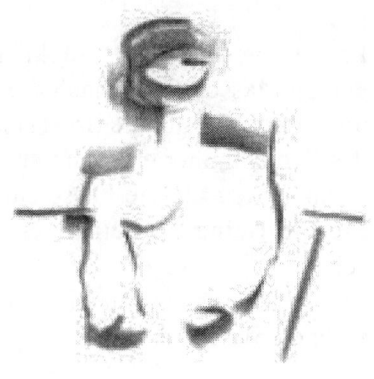

Hände mit Handfläche zur Decke auf Oberschenkel legen und abwarten ...

Wenn Sie die Dinge wie empfohlen geschehen lassen, erleben Sie einen ganz natürlichen Zustand, den wir auch Trance nennen. Ihre Wahrnehmung hat den Focus auf inneres Geschehen gerichtet und lässt sich nicht von Äusserlichkeiten wie Geräuschen ablenken. Dieser Zustand wird zum Beispiel auch für Hypnosetherapie genutzt. Danach ist eine Rücknahme sinnvoll, um wieder ganz klar und frisch zu sein.

So machen Sie diese Übung:

Setzen Sie sich bequem auf einen Stuhl, Füsse parallel. Legen Sie Ihre Handrücken entspannt auf die Oberschenkel.

Denken Sie an die Ereignisse, Erlebnisse und Gefühle des Tages und lassen Sie dieses Denken einfach treiben. (Trance)

Ruhig durch die Nase atmen

und

einfach abwarten ...

Stellen Sie sich vor, wie diese bewussten, aber auch unbewussten Gedanken in die Hände kommen und allmählich diese beiden „Tagesschalen" füllen. Und Sie brauchen nichts anderes zu tun, als zu warten, bis sich diese beiden Schalen mit dem ganzen Tagesballast gefüllt haben....
bis das Innere Bewusstsein es für richtig hält, diese Schalen auszuleeren. Sie werden es merken, wann es soweit ist (vielleicht nach 10 Minuten, es kann aber auch kürzer oder länger dauern).

Geben Sie dem inneren Impuls nach und lassen Sie Ihre Hände führen. Vielleicht werden beide Seiten gleichzeitig geleert, vielleicht nach einander.

Rücknahme: (Tagesbewusstsein)
Schnuppern, sich strecken und räkeln wie **Hund und Katze** macht wieder fit und klar.

Das kann die Übung bewirken:

In dieser entspannenden Übung geht es um einen einfachen Energieausgleich. Es müssen nicht immer die grossen Probleme sein, die Konzentration oder Schlaf behindern. Auch ganz alltägliche Erlebnisse können Störfaktoren sein.

Zur Autorin

Félicie de Roche arbeitet seit über 10 Jahren mit dem bewussten Atem, begleitet Jugendliche und Erwachsene mit Atem- und Körperschulung, Autogenem Training und NLP Hypnose Coaching und wirkt als Seminarleiterin zur Entwicklung von Gesundheit und Persönlichkeit.
Ihr Seminarangebot richtet sich an interessierte Privatpersonen, Firmen und Organisationen in der Erwachsenenbildung.

Kontakt:

Félicie de Roche
Atempraxis im WellNetz
Laufenstrasse 70
CH-4053 Basel

Tel. 0041 (0) 61 332 00 02
deroche.besteck@balcab.ch

Félicie de Roche ist Initiantin der Praxisgemeinschaft ^WellNetz und des **therapeutenclub.ch**, der unabhängigen Plattform für Kontakt und Weiterbildung für Interessierte und Fachleute im Gesundheitsbereich.

Ebenfalls erschienen ist von ihr das Buch:
„Atemübungen in der Hausapotheke" E.A.B. Verlag, Allschwil CH 2002, ISBN 3-9521418-1-X

Besuchen Sie die Hompages:

www. therapeutenclub.ch

www.wellnetz.ch

www.ingramcontent.com/pod-product-compliance
Lightning Source LLC
Chambersburg PA
CBHW070310230526
45470CB00002B/809